人人都能活到100歲

陽光浴、哈欠運動、零施力伸展，自然鍛鍊法帶你輕鬆迎接期頤之年

維克多．塞格諾 ──著　胡彧 ──譯

HOW TO LIVE
100 YEARS
AND RETAIN YOUTH
HEALTH AND BEAUTY

「生」與「死」並非宿敵，分子消亡是必然的演化，
你需要努力的不是抗拒死，而是知道「怎麼生」，
善用大自然創造的條件，重新主宰自己的命運──

- ▶ 所謂的猜疑和不安，幾乎是後天不良的心理暗示所致
- ▶ 鍛鍊須掌握「平衡」，不要過度著重外部而使內在弱不禁風
- ▶ 性本能不該壓抑？探索婚戀的意義，讓愛情成為生命的助力

更多關於長壽的祕密，等你來逐一解鎖！

目錄

第一課 人人都要堅信自己能活到一百歲……007
第二課 恢復身體機能的自然療法……017
第三課 如何才能做到健康長壽……023
第四課 意念的力量……033
第五課 學會全神貫注……043
第六課 呼吸之道……053
第七課 簡單且合乎自然的鍛鍊方法……063
第八課 學會放鬆和確保睡眠充足是健康的基石……077
第九課 我們應該吃什麼……091

CONTENTS

第十課　沐浴的功效……105
第十一課　穿衣之道……113
第十二課　如何追回逝去的青春……123
第十三課　讓美麗相伴我們的一生……133
第十四課　愛和婚姻讓生命更長久……141
第十五課　避免突發事件……149
第十六課　畢生都要堅持的健康準則……155

前言

在人類有限的生命當中，始終懷抱著各種美好願望。也許正當我們打算逐一來完成願望的時候，死神卻忽然到來，奪走了我們的生命。在我覺得，人的一生都在為自己的事業努力打拚，到最後卻始終未曾享受成功的結果，實在很不公平。

因此，我決定找出原因，並盡可能對症下藥，以求解決問題。

我的發現和實驗最終證明，忽視養生之道，是我們短命的罪魁禍首。而我接下來要提倡的養生之道完全經得起考驗，我期望把這些東西教給那些渴望長壽的人們，以便他們從中受益。

如果你堅持認真地按照我的辦法去做，我保證，活到一百歲對你而言，絕不會是一種幻想。

——維克多·賽格諾

PREFACE

第一課 人人都要堅信自己能活到一百歲

第一課　人人都要堅信自己能活到一百歲

活著是人類最普遍的願望之一，大自然賦予了我們求生的本能，正是依靠這種本能，我們才能在漫漫人生路途中堅持自己的理想而不懈怠。然而，由於種種困難刁難和折磨，我們一度欣羨、渴望成為身心完美之人，沒有煩惱和痛苦。因此，那些對生活缺乏信心的人最終走向了自我毀滅。幸運的是，我們所有的快樂都源自豐富多采的生活，我們的奮鬥因而底氣十足。生活意味著健康，而健康正是生命的重要內容。失去健康，生命也不可能多采多姿。當我們越發取得成就的時候，自然而然，就期盼能節省出更多的時間來完成事業，並最終享受這成果帶來的財富和名譽。對生存的渴望愈強烈，生命力愈強大，而大自然正可以滿足每一個人的正常需求。

一組人壽保險資料清楚地顯示出，在過去的二十年裡，人均壽命正大幅增加。因此對保險公司來說，調整其營運方式和服務類型變得迫在眉睫，他們必須因人而異，為不同的年齡群制定不同的保險費率，為不同的客戶設定不同的需求，提供不同的服務。這是個顯而易見的事實，因為它與你的生命息息相關。然而，與以往人們所實現的願望相比，對未來的希望與期待大大超出現在，因為我們正處在一個科技創新的時代，我們完全可以成為自己身體的主宰，保持健康、永駐容顏，如此才能在生命被延長的後續過程裡，追求愈加豐富的人生內涵。以前，人們對自己的身體構造和養生保健的知識都知之甚少，可是現在，他們對自己的身體的狀況已經瞭若指掌，不再害怕死神對我們的窺探。

為滿足大眾對長壽和健康生活的需求，在下面的課程中我將為大家提供詳細、明確而又實用的指導，期望每個遵循此指導的人能夠身心健康的以最佳狀態活到一百歲，甚至更長。據一個報導稱，目前壽命在百歲以上的老人，世界上已有上千人之多。這充分證明了人類平均壽命的突破和超越並非痴人說夢。現在也許只是幾千人，然而，到了下個世紀就會有數百萬人加入到長壽的隊伍中來，完成該目標指日可待。以前人們總是懷著敬畏的心情和驚奇不已的目光來看待那些百歲老人，彷彿這些人能長壽純粹出於一種神祕的力量，是大自然對他們的特別恩賜。這是嚴重的誤解，因為大自然也總試圖為我們每一個人創造豐富多采的生活。可惜，人類常常在無形中為自己設置種種障礙，阻礙了自己的健康和長壽之路。年逾百歲的男人和女人並非擁有什麼特異功能，他們不過是經常有意無意地調節自我，使自己能夠

第一課　人人都要堅信自己能活到一百歲

與生命的機理保持一致，和大自然保持一致，因此得到了自然賦予他們的饋贈。

請大家堅信一個理念：美麗健康、長命百歲是完全能夠實現的，不如仔細設想一下長壽的諸多好處吧！擁有長命百歲的願望值得肯定，而那些堅持不懈獲得健康、留住容顏的人們則更讓人稱讚。那些步履蹣跚的老人，他們孩子般天真的話語雖能博得人們的歡欣，但絕非是我要展示的百歲老人形象。我心目中的百歲老人是身體健康，快樂、智慧地過好每一天；他們在為事業奮鬥的同時，依然可以快樂、充實、健康地享受著無限美好的時光。我想這樣的描述一定會讓大家對我理想中的百歲老人的認知有個更清晰直觀的印象吧！

有些人雖然沒有特定的生活規則，卻依然活到百歲，這絕不是偶然現象。因為大自然的一些偶然都有必然性。那些不透過刻意努力就能活到百歲的老人，一定是在無形中依循了大自然的規律，因此，即便他們沒有太過注意衛生條件的落後，卻依然可以長壽。這並不是說生活規則不存在，而是他們沒有嚴格去注意，他們的一些良好生活習慣剛好抵消了另一些不良習慣的影響，從而維護了自身平衡。如果他們完全按照正確的生活規律生活，毫無疑問，他們的壽命還會更長。即使一些人忽視了生活規律，獲得長命百歲，可是如果你刻意效仿的話，結果只會適得其反。相反，如果你堅持地按照我在課程裡提出的要求去做，你才可能實現你渴望已久的目標。

有些人忽視了這些規律，結果自己早早地進入墳墓，這不值得。在人們越來越關注長壽話題的如今，常常會有人這樣問：「我怎樣生活才能延年益壽呢？」我可以告訴你，你能問這樣的問題非常聰明，你今天的生活方式將決定你未來的健康和幸福，換句話說：「種瓜得瓜，種豆得豆。」未來你長壽或短命、健康或疾病、快樂或悲慘，都會在今天埋下伏筆。

你一定讀過龐塞·德·里奧追求健康長壽的浪漫故事吧？他踏遍了佛羅里達的山谷和森林，只為了尋求傳說中能讓人留住青春、健康和美麗的神祕噴泉。因此，他注定是要失敗的，雖然他的願望美麗動人，但他的方法不切實際，他犯下一個嚴重的錯誤，他不該和今天許多人一樣，相信青春和健康只取決於外界條件。懂得健康和科學生活的人們都明白，唯有靠我們自己才能留住青春，然而，許多人意識不到這一點，轉而向藥罐子求助，這樣反而損害了自己原本健康的身體，反而讓自己的身體遭受了不必要的侵害，因此遠離長壽。那些把藥物看成救命稻草的人最終發現，他們依賴的「救世主」正在摧殘著他們的身體。可是到了那個時候，往往為時已晚。

大自然可以幫助我們治癒疾病，而不僅僅是透過藥物，人類製造的藥物沒辦法與大自然抗衡。所以我們有時強調，要拋開錯誤的依賴心理，潛心研究真正有用的辦法，並身體力行。這樣，人們將會驚喜地發現，我們自身已經成為一個源源不絕的噴泉。如果能充分意識到這點並加以發掘，就能讓身體的各部位活力四射了。

年輕美麗的生活的確令人嚮往，而老態龍鍾之軀總令人厭惡。因此我們如果想自己的胸懷大志和聰明能幹在某一領域得到發揮並有所建樹的話，盡可能留住青春、保持身心健康是我們首先必須重視的。積極進取的人士啊，急切地想知道如何保持活力，延長生命，正是為了實現自己的抱負。在我看來，一旦他們懂得了長壽之道，就能意志堅定、精神飽滿地去追求自己的理想，把握人生的各種機會，投身到創造高品質生活的工作中去。

我們發現，總是那些身強力壯的聰明人最渴望長壽，恰恰是那些膽小懦弱的人一心想著逃離塵世。聰明人明白，活得越長久，完善自我的機會就越多，就有更多時間陶冶情操，享受美好生活所帶來的樂趣，因此，善待自己，造福他人。

在過去，當一個人的事業發展到巔峰，正要宏圖大展、開拓新領域的時候，忽然就感到力不從心，開始走下坡路。過去累計的經驗與智慧原可以為他創造更大的財富，偏偏在這時，他的身心疲憊讓他心有餘而力不足。因此，到了今天，我們絕不允許此類悲劇的重演阻礙我們前進的步伐。

時代在發展，新的發明創造更是層出不窮。我們認為，只要透過不懈努力，就可以讓自己的子孫後代生活得無比美好。事實上，未來總比你我想像的要更加絢爛多彩，因此，和那些敢想敢做的人一樣，你一定也渴望健康長壽和精神飽滿地去享受是橫禍。

隨著人類智慧日益進步，人們將不斷戰勝疾病、擺脫貧窮、消除痛苦，並不斷地累積財富，完成和諧幸福的生活遠景和目標，而我們所生活的地球也將變成一個真正意義的天堂。我有理由讓你相信，奇蹟依然顯現。因此，你有必要充滿自信地投入精力，堅持不懈地將這些原則付諸實踐。我希望你明白，能活多久並不重要，重要的是我們活得越久，對於生活的創造和貢獻也就更多，而我們的生活的品質也將因此而迅速提升。

因此，我們的目的就是盡可能地提升我們日常生活的品質。你將發現我教給你的，並不是為了滿足一己之欲的求生方式：沒有生命，一切無從談起；而失去了健康、充滿活力的生命，我們的人生將黯然失色。我們都清楚「適者生存」的法則，因此為了生存，我們每一個人都渴望健康長壽。假如你想健康地活到一百歲，你必須先有這個偉大的願望，空想是無用的，你必須透過腳踏實地的努力獲得長壽。大自然特別殘酷，它要淘汰弱者；但也很公平，它讓適者生存。讀完這本書，你就知道你也可以活到一百歲，並且能像那些二十五歲的年輕人一樣，身強力壯、思維敏捷、耳聰目明。活過百歲並不意味衰老，它代表的僅僅是生命又一個高峰。

現在認真、客觀地評價一下你自己。鏡子中的你是什麼樣子的呢？你看起來朝氣蓬勃、活力四射、美麗大方嗎？如果幸運的話，你可以這樣保持一百年，或者你看到的自己頂多還只是中年？你正處於年輕和衰老的分水嶺嗎？如果答案是肯定的，本書的課程可以教你如何延年益壽、延緩衰老。也許你在鏡子中看到歲月痕跡後，會覺得是不是一切無法挽回，一切都太遲了呢？不，不是這樣，只要你願意為重振自我付出最大的努力，衰老的痕跡就會褪去，你的意志力會增強，記憶力會提升，身體也將重新煥發活力。

透過本章的介紹，你大概明白我的課程是如何教人們如何延年益壽的。在接下來的課程中我將告訴你如何調整身體機理，以及一些指導性原則的幫助。有些人做不到，是因為他們的生活裡缺乏明確篤定的目標，他們大概會有這樣模糊的願望和想法，卻沒能全力以赴，好的射手必須集中精力瞄準靶心，才能做到有的放矢，所以讀者的內心必須堅持擁有這個美麗的願望，並願意為實現願望全力以赴，如此一來，長命百歲絕不會像個硬骨頭一樣那麼難啃。

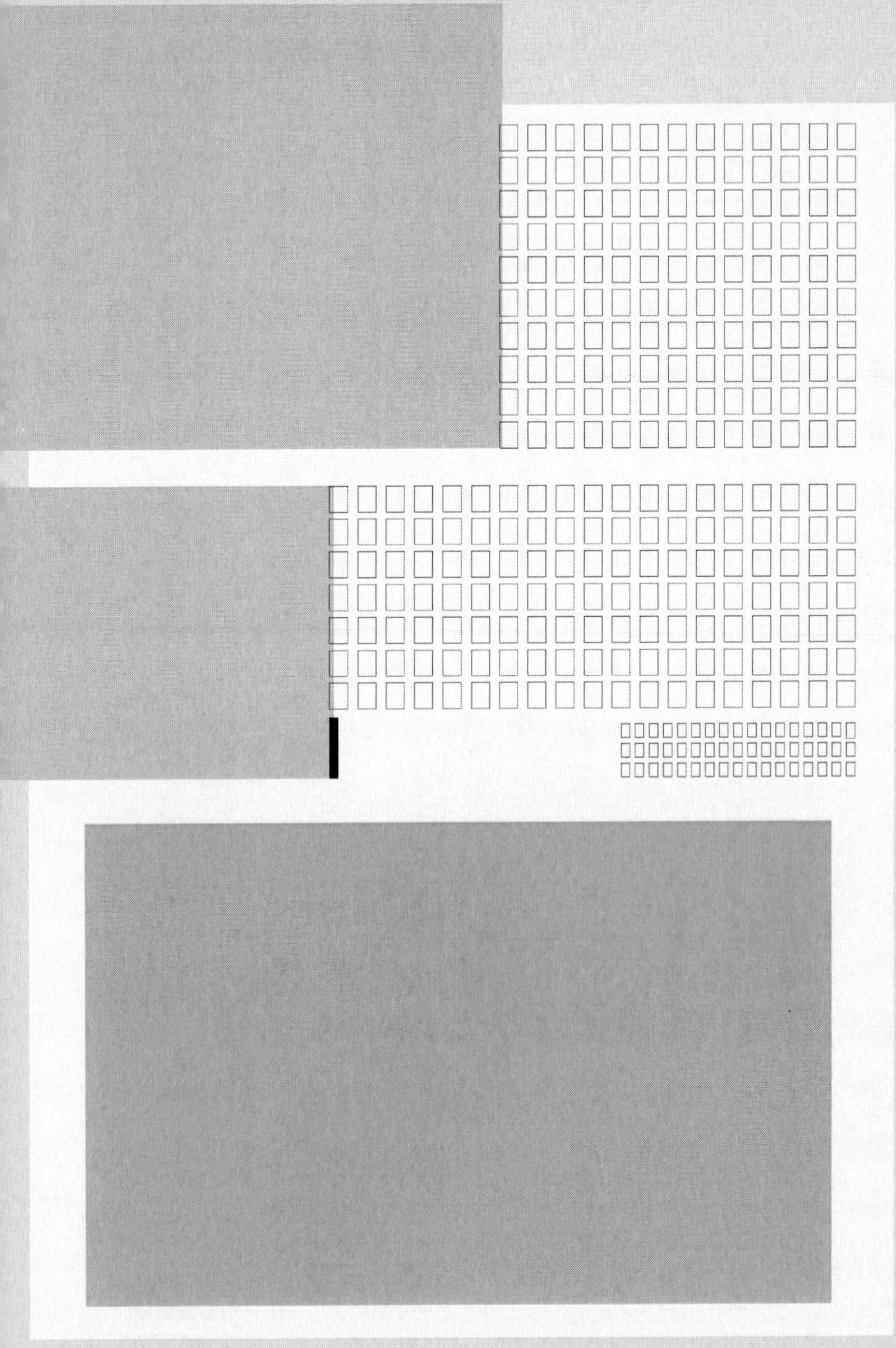

第二課　恢復身體機能的自然療法

第二課　恢復身體機能的自然療法

你一定想知道人體是如何重獲新生的吧？接下來我就將為你揭示人體那神祕且系統完整的新陳代謝過程。

我們通常把出生看作生命的開端，把死亡看作生命的結果。這種想法其實是錯誤的，因為體內生與死的更迭幾乎無時無刻都在上演，生命是生與死、破壞與重建，這樣一種不間斷的持續過程。人體內的各種分子隨時隨地都在發生變化、改變形態。你吸入的每一份氧氣都會使一些新的細胞或組織生存下去，而你吐出的每一口氣則將體內的廢物清除一空。你每喝一點水，吃一點東西，你的身體都在發生改變。透過循環往復的新陳代謝，你的整個身體肌理幾乎不需要一年時間就已經大大得到改善。想想吧，十二個月後你看到的將是怎樣一個嶄新的自我？

你之所以未曾注意此種變化，因為這變化是循序漸進的。日常活動使衰老的細胞分子和原子被新的分子和原子取代，如此更迭，人體總有一部分還是嶄新的。從這點看，某種形式的死亡恰恰正意味新生命的誕生。生命不斷變化，然而，該變化只有破壞其原有的組織結構才能發生，沒有細胞的死亡，我們就不可能從事各式各樣的活動。這一點和人們的傳統觀念大相徑庭，理解不了這點的人總認為生與死是一組矛盾，從而打從心底排斥死亡。

從科學意義上講，有兩種死亡形式：一種是肉體的消亡，另一種是分子的病變。肉體的死亡就是人完全停止呼吸，這是最終的死亡；而分子的死亡並非如此，它意味著那些衰老的細胞被排出體外。我們應當明白：分子的死亡是一個有益過程，排出病變分子的過程就是吸收新分子的開始。死亡只是個僕人，它提供的這種服務，對於我們延續生命、享受生活至關重要。分子的死亡可以清除體內垃圾，倘若這些垃圾體內堆積過多，就會腐蝕身心，催人衰老，讓肉體的消亡提前來臨。

既然死亡是生命的必修課，大家就得意識到它的重要，並盡可能配合完成。想要長壽首先得有一個良好的心態，遵循生命的自然。許多人認為自己沒辦法健康美麗地活到一百歲，是因為他們總是與死亡抗爭，到投來卻得不償失。

等一個人正確地理解生命，不再與死亡計較，他獲得長壽的機率才會大大增加。因為只要我們還在呼吸，死亡就不可阻止。我們生活的世界時時刻刻都在進行生死較量，當你明白了這個道理以後，死亡也就並不值得懼怕，也不用費盡心機去戰勝它。記住，要想健康長壽，並沒有什麼敵人需要你去打敗。只要你懂得新陳代謝的基本規律，你就會明白，大自然並沒有和你作對，相反，它是在盡可能為你創造條件。認真思考一下這個問題，你會發現，許多時候，正是由於人類沒有理解並主動遵循生命的自然規律，才導致了肉體的消亡。

後面有一課，我將解釋疾病不是人類的敵人，而是大自然努力幫助我們排出體內毒素，所以不必對疾病大驚小怪。不要恐懼和仇視疾病，把心態放好，協助大自然盡快行之有效地處理廢渣，生命才能得到休整而健康。

生命猶如奔騰不息的河流，時時刻刻都在運動，只有如此，新的才會替代腐朽的，只有改變舊事物，新事物才能誕生。這種替代對於留住青春格外重要，它使進化能夠發生。如果我們保持體型不變，我們就不會成長，鍛鍊無法促進肌肉生長，食物和空氣也無法加速血液的循環。如果我們體內不發生變化，那我們就沒必要吃飯，沒必要增加熱量、提供養分，我們就會形容枯槁，像面如死灰的大理石雕塑一樣，毫無生氣。沒有變化，就沒有生命，如果分子結構不發生改變，我們的身體就會面臨死亡的威脅。

在正常的生理條件下，人體內舊的、衰老的分子會被新的、活躍的分子所代替，長壽的祕訣就在於懂得如何運用等量的新分子趕走那些衰老的分子。如果能一直保持良好的心態並適度講究衛生，永保生機不是痴人說夢。你會發現我並不是要告訴你如何保持你的形體及體內的元素一百年不變，而是要教會你如何讓體內分子的變化和轉換持續下去，這樣就可以如你所願地留住青春。

祈求神的庇護不是長壽祕訣，不用說一百歲，就是一個小時都做不到，因為神是無法幫助你達成這個心願的，神只能使你獲得安慰。科學實驗證明，在正常條件下，透過體內的新陳代謝過程，人體系統每十二個月就會被打破一次、重建一次，想想這對你意味著什麼，想想身心健康為你帶來的諸多好處和機會吧！如果現在你仍感覺身體欠佳，那就開始自我調整吧，一年之後你將變得滿面春風、神采奕奕。你必須學會重塑自我，讓自己發生變化，進而改善自己的身體狀況。

而改善我們身體狀況的關鍵就是人體內不斷發生的新陳代謝。它的持續循環可以讓人不斷發展壯大，這種持續不斷的過程會使我們越來越健康、強大和美麗。儘管我們家族內可能繼承了一種遺傳病史，但只要透過不懈努力，戰勝這些先天缺陷，讓自己日益強壯起來，這絕不是什麼無法攻克的難題。

人們常常認為，人一出生，體內就停止了運動，那我不得不告訴你一個新的道理：生命不息，運動不止。我們在不斷獲得重生，因為我們的思維和習慣使得我們體內不斷有新分子誕生，大自然為我們提供了外部條件，現在就看我們自己如何更好地利用這些條件，主宰自己的身體，使自己更加健康長壽。

那些沒能活到百歲的人只能怪自己，不必怨天尤人，萬能的上帝可不願早早奪走某個人的性命，這和他最初造人的初衷是完全背道而馳的。

本課講的始終都是一些至關重要的原則，大家只需反覆閱讀，就能深刻理解。你將如何在歲月的流逝中留住青春、保持健康，這一課中的許多重要原則，你需要懂得和理解。這裡有必要再次強調，生和死並不是一場你死我活的角鬥，而是一種友好的互相幫助。等你清楚地意識到這點，你就會去努力遵循生命的自然進程。在接下來的課程裡，我還將告訴你如何促進體內的新陳代謝，避免能量的損耗。透過這樣的方法，達到身心健康、活力無限、青春常在對你而言，將是非常完美的一件事情。

第三課　如何才能做到健康長壽

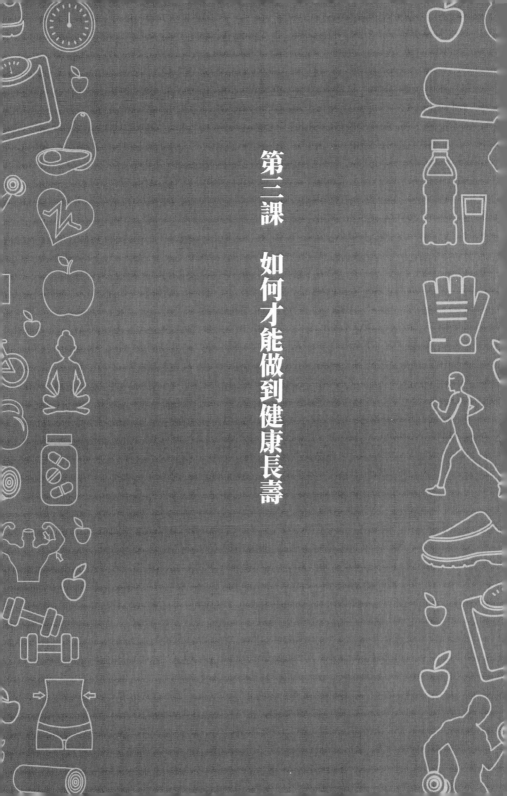

第三課　如何才能做到健康長壽

現在，依然存在許多課程教授人們保持身心良好，然而，除卻一些極少數的特例外，大多人都只偏重於某一特殊領域的開發，忽視了全面、均衡、和諧地發展，而唯有注重全面開拓，才是人類實現長命百歲這個偉大夢想的開門鑰匙。

如今，人們越來越認可思維變化對人體健康產生的深遠影響，數以百萬的人們依靠意志力的偉大力量來改善自己的健康。所以，人類能否保持健康長壽，心態也是一個關鍵因素。但心態自始至終只是博大精深的養生之道的一小部分，保持良好的心態固然重要，其他重要的因素也不容小覷。我們應當注意衛生，包括：運動、飲食、洗澡、正確的呼吸以及其他方面的養生保健，這樣，各方面都均衡發展，效果才能達到最佳，為活到一百歲的偉大夢想提供強而有力的依靠，如果忽視了任何一條，都會讓這個偉大夢想不幸夭折。

如果你想活到一百歲，保持年輕、漂亮與健康，那麼，你就必須讓自己的生命力時刻旺盛。摒棄掉那些不良習慣以後，逐步養成能夠增強自身活力的好習慣。一旦學會保持青春活力，任何突如其來的疾病都無法刁難你。現實生活中，很少人明白在日常生活中積聚能量的道理，所以，一旦出現緊急情況，他們有限的體力就變得不堪重負，在嚴重透支之後，結果就是被疾病打敗，垂垂老矣。在生活之中，一些人常常會感覺體力不支，而另一些人則精神衰弱，倘若突然要面臨巨大競爭，這前所未有的壓力就會令他們崩潰，令他們陷入筋疲力盡或心力交瘁的境地。假如這些人及早領會到為自己身體補充能量的重要性，這種情況就會被消滅在萌芽狀態。生活中沒有人希望自己總是處於疲乏狀態，但又無法確保能量不被消耗，所以你所能做而且必須做的就是及時為自己的身體補充新能量。

生理科學對於補充活力、強身健體固然有著至關重要的作用，但大家不能因此忽視心態對身體的影響和作用，因為這恰恰是健康的核心。了解了生理科學，你可以擁有發達健美的肌肉，引來旁人的羨慕，但缺乏一種良好的心態，再強壯的身體也會變得不堪一擊。

有些人疾病纏身，但相信人定勝天，覺得堅強的意志可以克服一切，可是同時也因為沒能察覺到意志力量的有限。對於健康知識的膚淺認知沒能讓他們意識到鍛鍊身體的必要性。他們只相信意識和靈魂才最有價值，對自己身體的健康卻不屑一顧。健康乃是無價之寶，身強體壯能使我們擁有更多機會，讓我們能夠積極主動、認真誠懇、滿懷熱情地投身各種工作和生活。

如果人們想健康地活到一百歲，必須做到下面三件事情：

- 預防和治療疾病。
- 預防衰老。
- 避免突發性事故。

不良的生活習慣會誘發疾病。所以最基本的要素就是預防疾病。如果你想享受百年年輕、健康、高雅的生活，你就必須堅定不移地遵守健康法則來預防疾病。

在這本書裡，我將為大家提供一些實在的預防和治療疾病的方法，倘若你認真仔細地學習課程裡的原則，並應用於你的日常生活，你就能保持健康美麗。即使你現在仍感覺身體欠佳，也不要沮喪，要堅信你的身體終會好轉。

在我們生活周圍，每年都有大量的人因罹患疾病死亡，這大多是由於錯誤的治療方式所造成。這種治療疾病的錯誤方式，實在是令人大為詫異。當今，由於服錯藥物而致副作用產生，最後危及性命的例子不勝枚舉，可是有些人還堂而皇之地美其名曰「治病救人」。這些人令人同情，這個話題也因而非常嚴肅和關鍵。有些人原本生活習慣就不好，一旦得病，就希望透過藥物治癒，這實在令人感到好笑。世界各地有許多著名醫師曾不厭其煩地指出藥物會致人死亡，但有些人依舊置若罔聞。

費城的班傑明．洛希（Benjamin Rush）博士曾說過：「我們加重了患者的疾病，增加了他們的不幸。我們因此經常為自己開出的藥方感到臉紅。」巴黎的默詹麗教授也說過：「我想幫人們治病，但究竟怎麼治呢？先生們，大自然給予了我們很多東西，人類自己也創造了很多東西。醫生呢，能不幫倒忙就謝天謝地了。」

當然，我並非排斥藥物的使用，在大多數情況下，我們仍然需要透過醫生的幫助來使我們重新獲取健康。在這裡，我所要強調的是，我們不應該過度依賴藥物的功效，因此忽視自身的內在免疫力，以及大自然給予我們的種種恩惠。尤其是，我們要千方百計地杜絕藥物濫用和不恰當使用所產生的嚴重後果。

我們必須承認，大自然提供了諸多方法，能夠幫助我們戰勝病魔。所以我們要好好發現和利用大自然提供給我們的方法，而不是盲目地抵制它們。

在這本書裡，我會努力讓你明白人們為何生病，這樣你就能提前做好預防準備。許多人都認為疾病是身體的敵人，必須與之進行不屈不撓的抗爭，這種認知是錯誤的，是一種錯覺。疾病的實質乃是大自然幫助你清理身體內部的垃圾。這些垃圾如果在體內堆積過多就會導致死亡。

如前所述，人體內不斷發生新陳代謝。各個器官和組織的分子不斷發生分裂，並被新的、活躍的分子所替代，你千萬不要以為這個過程對人體有害，恰恰相反，這是生命的自然組成部分。為了更精確地定義疾病，我把它理解為伴隨人類努力排出體內垃圾時發生的一種不舒服狀態。當你明白這個簡單的概念後，你就能做到預防和治癒疾病。

完全純淨的血液是健康的基礎，如果能保持血液的純淨，那麼你就能預防疾病。疾病種類名目繁多，但追根究柢都是大自然在努力幫助你排出血液毒素。疾病的諸多症狀要看哪類器官或器官組織需要排出毒素，以及排出的數量和性質。

人們如果能保持血液純淨，並能小心避免事故的發生，就能享受青春和健康所帶來的樂趣。你要明白，用一生來細心呵護你的血液是多麼重要，只有這樣，你身體的各個部分才不會受到任何汙染，才可以時時散發出無限生機和青春活力。

一旦你理解這個簡單道理，你將避免許多不幸和悲劇的發生，也只有這個時候，病痛才不會困擾人類。大自然需要透過疾病為人類排出毒素，然而讓人感到悲哀的是，身患疾病的人們卻求助於毒害人體的藥物，這難道不是給大自然增添負擔嗎？要預防疾病，就要防止體內垃圾的堆積，保持所有的排泄器官暢通，以便排出體內的日常垃圾。要治癒疾病，你就必須協助大自然，讓體內堆積的致病垃圾通通排泄出去，這樣，血液才能夠淨化和保持。在接下來的課程裡，我將繼續叮囑你們如何做到這點。現在先簡單地介紹一下。

首先是心態好。有些人可能覺得奇怪，但稍加思忖後，你就會承認人的思維是所有外在行動和變化的基礎。第二點，要想健康、年輕、美麗地活到一百歲，必須注意飲食結構的均衡和食物的選擇，包括數量的控制以及進食的方法。有句老話說得好：「病從口入。」這話一點都不假，可是很多人不太注意這點。他們甚至都沒有想過，當他們坐在餐桌前狼吞虎嚥時，他們正在危及自己的健康，為將來的病痛埋下一個禍根。有些人倒是知道，但沒有及時行動；還有些人則相信只要服藥，怎麼吃都無所謂。你如果想活到一百歲，就必須為自己制定更高更明智的目標。你必須

第三課　如何才能做到健康長壽

下定決心，堅持只吃有益於健康和保持活力的食物。這種方式不會帶來副作用，因為替你量身定做的食物也是最合你胃口的食物。然而，不容忽視的是，大眾口味並非一定的健康標準，其中或多或少都有暴飲暴食的因素摻雜，幸運的是，健康的口味很容易培養。你還得注意飲用純淨水，諸多疾病，尤其是衰老症狀，通常就是飲水不當產生。日常鍛鍊是養生又一個組成部分，沒有運動，就沒有長久的健康。不要認為年紀大了，就不用運動，缺乏運動會導致肌肉僵硬和過早衰老，而適當運動則會讓你保持健康、強壯，進而長命百歲。除了日常運動，肌肉的全面鍛鍊非常必要。人們平常的運動只會讓某方面的肌肉得到鍛鍊，其他部分因而發育不良。如果你想擁有強壯健美的身材，就必須注意身體的全面鍛鍊。你要明白，再強壯的身體也有致命弱點。面對外界壓力的時候，脆弱部位會率先表現出不堪一擊，隨之整個身體也陸續崩潰。本課我將告訴你如何透過全方位的鍛鍊來強健體格，只有這樣你的身體才會變得無懈可擊。

放鬆和休息也很重要，人們幾乎不懂得如何放鬆，讓身體處於最佳狀態。他們醒來後又繼續睡，日日夜夜處於精神緊繃的狀態，久而久之就會神經衰弱、缺乏活力、體力透支。

保持長壽健康還有一個必要條件就是要懂得正確呼吸。空氣是真正的長生不老藥，許多人就是因為呼吸不當而死亡。沒有食物我們興許還能堅持一段時日，但沒有了空氣，我們連幾分鐘都撐不過去。

還要注意的是，衣著也會對健康長壽的生活造成影響。我還會談到洗澡、晒太陽和空氣浴。皮膚是最為重要的排泄途徑之一，因此我們要特別地呵護它。

我們還必須遵守戀愛和婚姻法則，它們也會影響健康長壽的生活。很多疾病和英年早逝就是因為破壞這些寶貴法則導致的。許多人在這方面很草率，結果過得很不幸。總之，大家如果想擁有健康、青春、美麗和長壽，就必須全面調整自己的生活，遵循大自然的規律。讀到這裡你可能認為我們已經大功告成，但我要說的是，情況絕非如此簡單。我們都是習慣的奴隸，一件事情做久了，就養成了習慣，回頭想一下，如果遵循了大自然的法則，其實實現健康長壽的願望遠比想像中簡單。

長命百歲或活得更長久是一個偉大的願望，值得我們每一個人為之傾注心血。倘若你在日常生活中能貫徹上述原則，很快就會取得成效。當你發現因自己改變原來的生活方式而使身體狀況越來越好，你會欣喜若狂，你將變得開朗、幸福、健康和強壯。你的記憶力會大大增強，你的精神狀態煥然一新。當你的每一條經脈、血管、神經與肌肉都散發新活力時，你就會承認你所有的努力都已經得到大自然豐厚的回報。你不用再害怕過早衰老或早早死去，相反，你會神采奕奕地展望更加充實、燦爛的明天，信心十足地等待未來給你的無限精采。

第四課　意念的力量

第四課　意念的力量

很少人能運用到良好的心態讓人強壯、健康、長壽的神奇力量，這絕非誇大其詞。然而在最近的十年裡，有些人（相對而言）已經意識到了良好心態所蘊藏的無窮力量。他們憑藉自己的這種力量取得了巨大成就，而主要原因，就是他們當中的許多人已經在嘗試教導人們如何擁有良好心態，懂得借助意識的力量控制自己的健康。

從古至今，世界上偉大的思想家都承認意識所具有的力量，而那些凡夫俗子們則堅信這些偉人的成就歸功於他們的天賦。其實偉人們只不過是注意到了意識的正向作用，並把他化為己用。

本課我將著重解釋意識對我們的健康和生命產生的影響，並指導你運用意識的力量活到一百歲，讓自己永保青春，魅力無窮。

首先你必須承認，意識雖然敏感纖細，但它的力量卻比電流強大得多。意識以大腦為樞紐，透過神經系統傳達給你體內的每個細胞，明白了這一點，你就能或多或少地理解意識對身體產生的作用。

從科學的角度講，實踐證明了人的每種意識和情感都會激發身體器官的反應和變化。人們發明了一種可以準確記錄各種情緒變化的工具。比如，人們用一根管子向某種特殊的液體吹氣，液體的顏色就會隨之發生變化。喜怒哀樂因此各有色彩，這說明人們的情緒會影響到呼吸，並進而影響到我們所呼出氣體的成分變化。

從準確的角度講，成千上萬人的親身經歷，也親身佐證了身體狀況會隨著情緒產生變化的事實，換句話說，有什麼樣的情緒就有什麼樣的身體狀況。如果你想長壽、健康、有活力，你就必須學會控制自己的行為和思想。你必須經常保持愉快的心情，這將為你增添活力，讓你煥然一新。你必須記住意識才是力量所在，它就像一塊磁石，讓你達到身心與萬物合一的境界。因此，你要時刻鼓勵自己快樂、奮發向上、積極自信、勇敢大方，當這類美好思想暗示充斥你的大腦時，就會馬上被神經系統傳達到你身體的各個部分，甚至能到達最遠的神經末端。它們就像天然的滋補品，讓你的每個器官再現活力。你千萬不要讓自己陷入悲觀氣餒、焦慮惶恐、好爭吵、喜仇恨、煩躁易怒的情緒當中，因為這些情緒帶來的負面影響會加速你的衰老。這些惡劣的情緒會分泌毒素，滲入你的血液，進而推翻你為健康事業所做的一切努力。

許多人因為心理作用，誤以為自己患病或染上了不治之症，結果本來好好的身體就這樣垮掉了。許多生活在大城市的人也經常會胡思亂想，惶惶不可終日。有些人擔心失去錢財，有些人害怕失去地位，有些人則因為擔心自己的某個孩子會突然喪命而沮喪無比。這些人整天苦惱不已，恐懼、怯懦、悲傷、憤怒、憂慮一股腦湧進他們的身體，讓血液發生化學變化，進而荼毒身體。一個總覺得自己心悸、眼花的人，多半會中風，這是長期的恐懼在體內積壓的緣故。有很多人心臟本來很健康，一旦身體稍有不適就認定是死亡的前兆。報紙經常提到遺傳病的可怕，讓人們以為自己生下來就沒得治了，這樣的報導可真是虛假不切實際。其實，如果有正確的生活方式，並經過一定的治療，遺傳病照樣能得到緩解或根治。

你可能會問：「如果我天性喜歡胡思亂想，我怎樣才能讓自己放鬆心態呢？」這是因為你沒有正確理解自己的能力。胡思亂想不是你真正的天性，整日滿腦子都是些有害身心健康的想法和情緒，久而久之就會養成習慣，自然而然地就覺得自己得了某種病。你應該把自己看得很強壯、高貴、熱情洋溢，相信自己體內潛伏著一股戰勝疾病的巨大力量，能讓你擺脫疾病的困擾，不再成為疾病的奴隸。相信你自己，勇敢地站起來吧！擺脫那些消極、壓抑情緒的影響，你的生活就一定會充滿陽光。由於無知、猜忌和自我懷疑，久而久之，你就會形成固定的心理暗示，覺得自己的身體狀況沒辦法改善，沒辦法長壽，這是因為你太低估自己的能力。錯誤估計自己的後果，是長壽離你更加遙遠，因為你還沒去做，就認為自己的能力達不到。莎士比亞說過：「自我懷疑是個叛徒，它讓我們畏縮恐懼，放棄了那些原本屬於我們自己的東西。」如果我們連試的勇氣都沒有，又能做成什麼事情呢？

另一方面，如果你對自己有信心，能保持有益於身體健康的正向心態，那麼你很快就能保持「正向思考」的心態。你知道「正向思考」的含義嗎？那就是，正向的心態能夠幫助你強身健體。心態可以促進健康，也能破壞健康，我們心中憧憬的理想藍圖，正是因為心態作為「建築師」和「建造者」才能完成的。健康與活力取決於我們的心態。

然而，有一個事實不容忽視，那就是你所有的心態都會影響到你能否健康長壽。快樂向上能有力地促進健康，而真正發自內心的快樂才是健康之本。人們如果想長壽，就要多笑，而且要出自肺腑地笑。我所認識的百歲老人永遠都在看事物正向的一面，他們的性格開朗，言語慈善。他們總想著如何改善自己的生活，同時幫助自己的朋友，這種意識的龐大力量不僅確保了他們的長壽，更讓他們能夠幫助朋友。即使哪天死了，他們也能永遠活在世人心中。

還有一個原則就是永遠保持年輕的心態。不要說：「哦，天哪，我越來越老了，越來越不中用了，時光飛逝，我的日子不長了。」你要堅信你還年輕，縱使時光飛逝，你依然可以留住青春。生理學家們都知道人體內的細胞和分子處於不斷的變化之中，新分子會取代舊分子。在一般情況下，體內最脆弱的部分每三十天就發生變化，大腦細胞每六十天就會發生變化，而最堅硬的骨頭則大約一年發生一次變化。這樣你就明白，其實我們一直在擁有青春，擁有活力。科學證明了衰老論是荒謬的，是完全站不住腳的。

不管處在何種年齡層，你都要知道自己的身體是全新的，千萬不要給自己衰老的暗示，或接受別人的暗示。如果你仍然認為自己在一天天變老，你的身體就會受到負面干擾，你體內的更新過程將會受到抑制，你的身體將加速衰老。

學過心理學的人馬上會意識到，體內悄悄發生的變化這種物質的更新蘊含著無窮力量，它足以讓人健康、長壽。當我們了解了體內的這種更新，就會明白擁有年輕向上、活力無限的生活是一件非常自然、容易的事情。

記住，你的法定年齡並不代表你身體的真實年齡，可能你已經五十歲了，但這並不是說身體也五十歲了，因為在過去的歲月中，你的身體不斷透過食物和空氣獲得更新。如果你有保持良好心態，那你的身體興許會比這個五十歲還要年輕。

只要你在日常生活中留心應用上述原則，就很容易證明它們的功效。假使有一天你認為自己老了：當你工作或活動的時候，你就會覺得自己的肩膀、手臂、手指頭變得僵硬了；當你走路的時候，你發現自己步履蹣跚了；當你勉強熬過這一天後，你再也不想這樣生活下去了。其實你所缺乏的無非就是輕鬆快樂的心情。我不建議你學會消沉，墮落於這種負面的心理暗示，我想讓你換一種活法，你要想著自己體內不斷發生的分子運動正讓你煥然一新。你要堅信這一點：「我體內的分子不斷運動，讓我充滿了活力，有了這種嶄新的活力，我就可以輕輕鬆鬆地、興致勃勃地進行日常活動了。」當你不斷接受這樣的暗示以後，你就會覺得自己的體內正澎湃著無限動力。這些簡單的做法證明了保持良好心態的必要性。我並非說你要刻意去留意自己的身體，而是要你保持積極樂觀的心態，在無形中培養一個好習慣。

看看你現在的樣子，看到什麼不足之處了嗎？如果有，想想自己理想中的狀態。如果你能記住在一年之內你的整個身體都會發生變化，同時按照我所說的注意生活方式的話，你的目標將很快實現。我敢保證一年之後你將變成自己理想中的模樣。年復一年，你讓自己變得越來越完美，然後再為自己制定越來越美好的目標，這樣你就能不斷進步。當我們培養了正確的心態後，我們就為健康的生活打下了基礎。沒有健康正向的心態，食物再純淨、營養再豐富也都無濟於事。不健康的心態和負面的暗示，都會讓我們付出的努力功虧一簣。保持健康年輕的必備因素就是完美和諧的心態。當你控制不了自己的情緒，變得暴躁易怒時，就會傷害到自己，也會傷害到他人。我們很高興地了解到，思想、言語和行動的一致可以促進身體的健康平衡，意志加上決心就能創造奇蹟。對不知情的人來說，這簡直不可思議，但事實上這就是他們創造的奇蹟。你若想充滿活力地活到一百歲，就必須透過自己的意志力去克服一切。你必須相信自己體內蘊藏著讓自己長命百歲的龐大能量。明白了這些課程裡的要點，你就朝著自己的目標邁出了一大步。

有了強大的意志力和良好的心態，被專家診斷為無藥可救的病人依然可以離開病榻，身體恢復到最佳狀態。他們的行為證明了意志力對身體產生的深遠影響。意志薄弱、優柔寡斷的人是絕對不會健康長壽的。磨練意志力可以讓你重振活力、煥發活力。當然了，意志力必須和健康衛生的生活方式相結合。如果沒有正確的飲食、呼吸、休息為新的細胞和組織提供能量，意志力的磨練就不會取得令人滿意的效果。

由於生命是一個不斷運動的過程，人體內不斷發生著生死交替。因此，你不要和死亡抗爭，而要透過自己的意志力，努力保持身體的和諧與平衡，讓死亡知難而退。只要你依舊遵循這種科學的生活方式，你就為自己贏得了健康長壽的機會。我們一再強調，完美和諧的心態將讓你獲得無限能量，當你盡力遵循生命發展的規律並把大自然看成你的朋友和幫手時，你就不斷地獲得了新生。

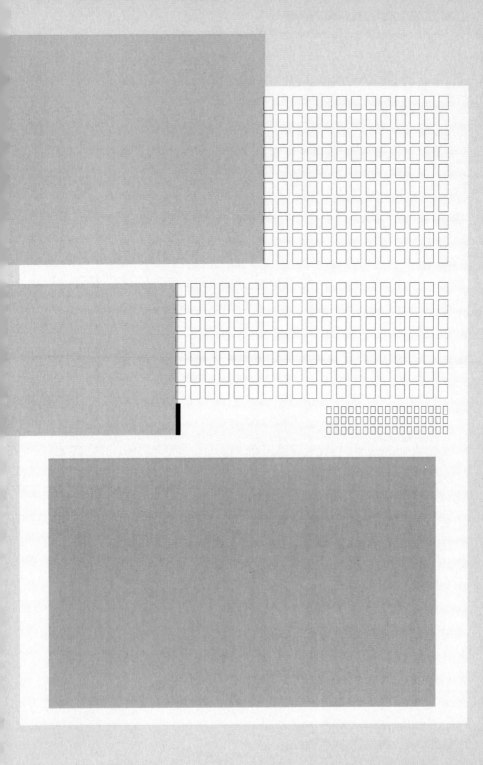

第五課　學會全神貫注

第五課　學會全神貫注

如果我們想要成功地實施某個計畫，就必須全神貫注，投入全部精力。我們必須清楚自己想要的結果，然後努力去達成這個目標。如果你現在想要的是健康長壽，那麼你就必須全身心地投入去實現這個目標。全神貫注就是要把你全部的心思持續地投入到某一個具體的想法、願望、行動或事業中去，不允許有一點分神。要做到全神貫注，心思就得服從大腦指揮，而不要受其他雜念的干擾。想做到全神貫注，就要一心一意聚精會神。

你可能研究了本書所談到的所有健康長壽的原則，但如果你做不到全神貫注並把它們貫徹實踐，這些原則對你來說就沒有意義。如果你沒有好好利用這些知識，針對自己的情況做出相應調整，這些養生之道對你毫無幫助。發明家的天賦、音樂家的才華、作家的藝術創作、演講者的雄辯都得益於思想的集中，因此，讓自己集中注意力吧！抓住那些你認為對自己有意義的想法，堅持到底，傾注心血。不要妄圖在一開始就創造奇蹟，而是要求自己一點點完善，這樣，總有一天你會發現自己有了很大的進步。不積跬步，無以至千里；不積小流，無以成大河，不要再浪費自己的時間和精力做無意義的事情，樹立生活的目標，讓自己的生活時時刻刻都能精益求精。與其渾渾噩噩度日，不如把精力集中在某一個特定的目標上，讓自己可以取得傲人成績。不管你的雄心壯志如何，你會發現全神貫注始終是達成目標的關鍵一步。

在學習這些課程時，如果你能做到聚精會神，就可以領會書中字裡行間的真正涵義。讀一封信或一本書，總是只有一部分人才能體會其中味道，可是事實上，如果讀者能全神貫注，他的領悟力將大大提升。這種不可多得的領悟能力將幫助人們獲得更多生活和知識的真諦。如果你能集中注意力，掌握本書的精髓對你而言就如小菜一碟。

攝影時，無人不知道面部要對準鏡頭，一旦焦距沒有調準，照出的圖片就會模糊不清，倘若做到了正確聚焦，照出來的圖片就會很清楚。這個例子也可以用來描述集中注意力的重要性，因為大腦接受資訊和照相機成像一樣，一旦注意力不集中，就難以準確、清晰地掌握資訊，要是你全神貫注了，問題就容易得多。

偶爾，你會發現自己的注意力很難集中，這時不妨透過下面幾個練習來加強自己的注意力。在學會全神貫注以後，你的記憶力會得到提升，你對事物會有明確的認知，你的生命也將會重綻光彩。

我準備的這些練習要收到兩個立竿見影的效果：一、教你怎麼去集中注意力，二、在頭一個前提下，同時確保如何利用這種能力補充你的體力。如果你沒辦法做到集中注意力，那麼就照下面這些辦法練習一下吧！

◆**練習一**：在一間通風的屋子裡，準備一張舒適的椅子坐下，抬頭挺胸，確保呼吸通暢。然後閉上你的眼睛，集中思考下面的話：「青春之源就我自己。」在心裡反覆默念這句話，直到你完全領悟了這句話的含義，千萬別讓其他的想法干擾你的大腦。這樣持續練習十分鐘，剛開始的時候，你可能覺得只想一件事情很難做到，但經過不斷的加強和重複練習後，你就會越來越容易做到。用不了多久，你就會發現集中注意力是件輕而易舉的事情。事實上，這是因為你已經形成了把注意力放在重要事情上的習慣。

◆**練習二**：保持一種姿勢，有規律地深呼吸，同時閉上眼睛，在心裡想像自己年輕、健康、美麗的樣子。要想得具體一點，你理想中的臉蛋、身材，乃至身體的每個部位都要去想。在大腦中勾勒出自己的理想模樣：完美勻稱的身材、健美發達的肌肉、漂亮的臉蛋，整個人都在煥發青春活力。不管你現在長得如何，都要集中注意力去想像自己理想中的狀態，不要分心。如果剛開始的時候難以勾勒出這樣的一幅圖像，千萬不要氣餒和放棄。難度越高，說明你越需要練習。堅持到底，你就會成功，堅持本身即意味著激流勇進。集中注意力去思考理想中的自己，直到你確信：透過良好的心態和健康的生活，你能把這個理想變成現實。

同樣，如果你的身體開始呈現衰老的跡象，那麼下面的練習則可以讓你在集中注意力的同時，讓身體恢復青春和活力。

◆**練習三**：保持上述練習中的姿勢，想想自己今天的樣子。假設你目前已經七十歲，想像一下自己的樣子，然後回想一下五十歲時的樣子，是不是要比七十歲年輕健壯得多？這樣思考一分鐘後，再想一下自己更年輕時候的樣子。以此類推，每次都要把自己想得比上一次年輕，直到你想到自己二十五歲或三十歲時的樣子。這時按照「練習二」中所述，集中注意力去想那個年輕漂亮的自己，至少堅持五分鐘以上，或者堅持到你認為滿意的地步。在練習的過程中，盡量去體會從衰老到青春體內所經歷的美妙變化。照照鏡子，每天都要看到自己新的變化和進步。用不了多久，你的朋友就會評論你的氣色大大改變了。不要低估自己的能力，記住：你才是自己身體的主人，身體是你的僕人，所以不能讓它牽著你的鼻子走。

不斷重複上述練習後，你會發現集中注意力開始讓你的體內煥發了活力。在上一課中我們講到，良好的心態是身體的「建築師」，還講到了人體內組成元素的持續變化能讓我們的身體不斷呈現新的面貌。我讓大家集中注意力去聯想年輕美麗的自己，這是因為完美的聯想是良好心態的一部分，也是強身健體的重要因素。如果我們的身體年復一年不發生變化，我們就不會有改變和進步。正是因為我們的身體在不斷發生變化，我們才能透過自己的力量，按照自己的願望重塑自我，完善自身。

你把自己想成什麼樣，你的身體就會變成什麼樣。你的每個想法都會讓你的血液發生新的變化，而血液能把營養輸送到身體的各個部分。如前所述，當你全神貫注於那個完美、年輕、漂亮的自己時，你的神經和血液就會隨著你正向的心態發生相應的生理變化。

如果你想活到一百歲，同時想容光煥發、青春常駐，那麼你就應該抓住每一個機會，全力以赴實現自己的願望。我教你的辦法就是不斷於腦海中塑造完美的自我，直到那個充滿青春與活力的自我形象在你心中扎根。習慣在很短的時間內就能養成，不用刻意而為之。因為願望是一個人與生俱來的。達成這點共識，成功就近在咫尺了。

剛開始做這些練習的時候，你的大腦可能會出現一定程度的混亂，這很自然，因為新思維總是要花一段時間才能取代那些根深蒂固的舊思維。長久以來你已經習慣了與衰弱疾病為伴，突然讓你拋棄這些思想，重新面對青春和活力的渴望恐怕有點困難。你在努力做出這些改變的時候，你會發現思想的確可以控制和改變我們的行為，當新思想在你腦中扎根時，你的生活就會發生相應的變化。

如果你認真按照我提供的方法實踐練習，不久就能取得理想效果，但不要期望你長久以來的衰敗身體能在一週或一個月內就發生改變。剛開始時，你的進展緩慢，但隨後的每個月你都會進步得很快。因為你體內的大量細胞每個月都會得到更新，以代替衰老的細胞。你活得越長壽，就會變得越完美。

我相信只要你堅持不懈地將這些計畫付諸實踐，你就會長壽、健康。如果你之前曾設想自己可能會在六十、七十，或者八十歲時死去，那麼你現在就要拋棄這些想法，並且對自己的長命百歲有十足信心。

讓自己的想法和那些害怕死亡的人不同，要做到這樣，就得集中自己的注意力。如果你遵循我的辦法，把注意力集中在正向的一面，而不是像大多數人那樣相信自己會過早衰老，這些負面思想就不會影響你。那些缺乏能力或沒有打算全力以赴的實踐者，最終只會成為負面思想的俘虜。這些人從不積極地、創造性地思考和行動，因此也很難成功。而那些全神貫注、全力以赴的人總會在某一特殊領域有所作為。

如果人們不全力以赴實踐，任何養生之道都無法讓他們受益。天天對著鏡子，全神貫注地去鍛鍊，去欣賞自己日益發達健美的肌肉，效果要比日復一日的單調練習好得多，這一點就足以證明全神貫注的作用。

由於人們的思想和注意力會控制和影響人們的生活，因此如果你想長壽，就必須把你全部的心思集中在能讓自己健康長壽、重現活力的事情上。不要浪費時間和精力，也不要去指望藥品廣告和雜誌上所講的治療疾病和病痛的建議能帶給你多大的幫助。

有些人神經過敏，一受到那些措辭巧妙的廣告誘導，就把自己的身體和那些廣告中描述的症狀相提並論，以為自己真的罹患絕症，希冀那些廣告能幫助我們恢復健康。我們有理由相信，這些廣告無非是為了讓你高價購買商家的藥品，而編出的一個堂而皇之的理由。因此我建議你，不要去看這些致命的建議，而要把你的時間投入到真正能讓你健康的哲學中去。

集中注意力去想你的最佳狀態，這種方法可以讓你健康長壽、活力無限。看看那些體格健美的模特兒，他們的身材正是你今後的目標。你要和快樂向上、思想純潔的人為伴，因為跟他們在一起，和他們聊天可以幫助你樹立正確的觀念。這些辦法看似簡單容易，但足以影響你的未來。

許多人習慣憂慮，想許多悲傷之事，他們從不去想孩子的天真爛漫、鳥兒的啁啾鳴叫、大自然風光的美不勝收……卻偏把注意力放在一場葬禮上。他們喜歡在公園或鄉間的墓地散步。如果你也有這個傾向，那麼一定要及時改正過來，因為這樣

第五課　學會全神貫注

的想法會讓你喪失活力，破壞你的健康，甚至奪走性命。集中注意力去想健康活潑的孩子、競相綻放的花朵、鬱鬱蔥蔥的叢林、婉轉鳴叫的鳥聲、汩汩流淌的小溪、波濤洶湧的河流、波瀾壯闊的大海，因為這些才是真正具有力量的生命所在。要積極向上生活，流水不腐，戶樞不蠹，你的生命就應該像奔騰流淌的小溪一樣，多采多姿，生機無限。關心孩子的生活，可以為你的生活注入生機與活力，當你像孩子般天真無邪，自由自在呼吸著每一口新鮮空氣時，你也就擁有了青春與活力。

保持長壽健康的另一個重要原則就是建立明確的生活目標，饒有興致地去做一件事情。當你滿懷熱情地投入這項工作的時候，你的生活就有了意義和價值，也就有了保持長壽的動力。一般來說，人們賺足養老的錢以後，到一定的年齡就不再從事事業。當人們不再集中注意力做某件事時，他的器官就會停止運作，所帶來的後果不堪設想——他的身心都將走向衰敗脆弱而一錢不值。生命在於運動，我們的器官或肌肉一旦停止運動，我們就會日漸衰弱。我並非要大家不停工作、拚命賺錢，我的意思是說一個人即使退休了，也應該找點別的事情做，因為這是唯一能讓大腦保持運動的方式。總之，你如果想擁有健康、青春、活力、成功、才能，以及一百年或更長久的完美生活，你就必須讓自己全神貫注、全力以赴。

第六課　呼吸之道

第六課　呼吸之道

人們常說「暴飲暴食是疾病之源」，這句話不無道理，但我還相信錯誤的呼吸方式同樣也會引起疾病。沒有多少人意識到透過吸氣供氧給人體、透過呼氣排出體內二氧化碳等毒素的重要性。供氧不足和呼吸不暢會使人的肌肉僵硬老化、神經衰弱、身體疲憊、心肺疾病叢生，從而讓人提前衰老或早逝。

遺憾的是，百分之九十五的人每天都生活在缺氧的狀態。多數情況是由於缺乏怎樣利用空氣的常識所致。很多人可能沒有意識到，人體所需的相當大的一部分營養都由新鮮空氣提供。科學實驗已經證明，人類如果沒有食物能活四十天，沒有水能活十天，但是如果沒有氧氣，他甚至連五分鐘都熬不過去。

呼吸會影響營養的吸收，進而影響人體的活力。這是因為：首先，如果呼吸暢通，就會加快腸胃蠕動，從而促進消化液對食物的吸收；其次，呼吸暢通可以為血液提供必需的氧氣；第三，透過呼吸可以排出肺部的毒素，這些毒素一旦在體內堆積，就會使機體衰竭。身體和空氣的相互作用離不開兩個條件，那就是新鮮空氣的供給和怎樣正確呼吸。就好比吃東西，給你一大堆食物，但如果你不知道怎麼吃，你照樣會餓死。同樣的道理，讓你置身於新鮮的空氣中，如果你不懂得運用正確的呼吸方法，一樣無法取得理想效果。

肺部為人體提供源源不斷的能量，因此我們要挺直坐正。這些從那些成功人士身上就能看出來。可喜的是，呼吸功能是人體所有功能中最容易開發的。如果你肺活量小、胸腔狹窄、缺乏活力的話，那麼透過幾週的持續訓練就可以讓你的肺活量加大，肺動力大大增強，活力倍增。

每個人都應當盡量呼吸新鮮的空氣。空氣儘管到處存在，但新鮮的空氣卻不易獲得。可是，成千上萬的人並沒有意識到這點，他們在呼吸空氣的同時，飽受氧氣匱乏之苦。人們離不開空氣，卻有一部分人害怕空氣，他們往往坐在一間密不透風的屋子裡，耗盡氧氣，卻抱怨自己神經緊張、腦袋發暈令自身苦惱不已。如果總是在這樣的環境下呼吸，不僅會損耗體內的能量，而且還容易感染疾病。因此，每個人都需要呼吸足量的空氣，確保肺部的呼吸順暢。要獲得人體所需的空氣，每個人應保證自己有兩立方公尺的生存空間，並確保這個空間能自由通風。一間面積為零點九平方公尺、兩公尺高的房間，如果白天黑夜完全通風的話，可以為一個人提供足夠的氧氣。

記住，溫度不是衡量空氣是否新鮮的標準。肺部呼出的空氣含有過多的二氧化碳等毒素，顯然是不新鮮的；而空氣在經過室內外的流通後，則比較新鮮。正確的呼吸對於健康長壽有著如此重要的影響，卻很少有人知道該如何正確地呼吸。你不要透過嘴巴去呼吸，而應當用鼻孔呼吸。透過嘴巴即使呼吸到溫暖的空氣，對人體也是有害的。一般空氣中含有大量的有害物質，應該在過濾後再吸人肺部。而這個淨化與過濾的過程只有透過鼻息才能進行。

如果人們無法透過鼻孔呼吸到足夠新鮮的空氣，他們不像是真正活著的人，因為這樣的呼吸會損耗大量能量，長壽的機率大大降低。而那些懂得正確呼吸的人則能夠更好地享受生活帶來的樂趣。你看看那些百歲老人，他們都有寬闊的胸膛、筆直的脊梁和發達的呼吸器官。如果你培養了正確的呼吸方式，你就能擁有飽滿的胸腔、強大的肺活量，因而能更好地抵禦各種疾病。

目前有多種呼吸方式。最常見的有腹式呼吸、胸式呼吸、肋間呼吸和隔膜呼吸。這些方式都只能局部開發肺部功能，無法全面增強肺動力。而我教你的練習方式則是全方位的，能全面提升你的肺部活力，從而增強你的活力。你所需要的是自然而然、完完全全地吸入新鮮的空氣，讓肺部暢快地呼吸，供氧給體內的每個細胞。你將不再消極遲鈍，你全身的上上下下都將充滿活力。

在告訴你如何練習之前，我先來重點解釋一下我們的肺部是如何運轉的。人們一般認為吸入空氣就能使肺部擴張，因此在做呼吸運動的時候，人們試圖用鼻孔把空氣吸入到肺部。但這種做法會限制、阻礙空氣的吸入，反而是錯誤和耗費體力的，很容易讓人們感到疲憊，因為他們在呼吸過程中損耗的能量遠比吸入的空氣多得多。而且越用力越適得其反。正確的呼吸不應當從頭部開始，而是從肺下部開始。我們的肺如同一個風箱，空氣不是被迫壓入風箱的，而是透過拉動風箱形成一個真空區。剛開始，腹部慢慢鼓起，就像你在拉風箱的較大的那端一樣，然後隨著不斷運氣，你就會發現肺部的各個氣管和支氣管也會出現一個真空區。空氣透過鼻孔進入這個真空區，並隨著腹部的不斷擴展，充滿了整個肺部。這種擴展始於腹部，然後向上擴展到下頦處，向下擴展到腰部，並且隨著腹部的不斷擴展，一直作用於胸部和肋間肌肉。如此一來，向上提升了腔骨、脊柱和肋骨，並使得它們向外、向上逐步得到擴展，從而自腹部的最低點到胸部的最高點（即鎖骨）都得到了擴展。所以和常規的呼吸方式相比，這種呼吸方式能使人體的整個軀幹都得以伸展。當然，無論呼吸量多少，是需要半伸展還是全部伸展，都離不開呼吸器官的相互作用。

這是唯一正確、自然、健康的呼吸方式，因為透過這種方式，整個肺部都得以供氧和淨化，從而保持健康。這種方式的另一好處就是能防止肺部脆弱細胞的損傷和引起肺出血。如果你強行把所有的空氣吸入肺部，這種情況就很有可能發生。但你如果按照我講的方式，肌肉擴展時所耗的力量會限制進入肺部的空氣。隨著肌肉的不斷發達和細胞組織的增強，吸入的空氣就會慢慢增多，肺功能就會逐步增強。

肺部呼氣和吸氣同樣重要，因為只有不斷呼氣，才能排出人體內的廢氣。呼氣時，要盡可能收縮腹部肌肉或腹壁，這樣就能把二氧化碳等廢氣排出體外。等你再次吸氣時，肺部就可以再次完全充入氧氣。鍛鍊肌肉可以增強肺動力。你會發現這是一種完美的呼吸方式，是一種完全遵循大自然規律的呼吸方式。透過正確的呼吸，你做事情就會精力充沛，而非筋疲力盡。

如果你按照我所說的正確方式開始呼吸，每天練習五到十分鐘、每天三次的話，那麼你很快就能養成正確呼吸的習慣。如果你從事的職業天天都需要待在空氣不流通的室內，那麼你每天早晚至少應當花半個小時去戶外散步。散步是絕佳的鍛鍊方式。散步的時候，你按照上述的方式數到七時吸氣，屏住呼吸四秒鐘，再呼氣並數到十。這個練習也可以在空氣流通的房間裡進行，但不用走路，你可以在吸氣時把手臂舉過頭頂，保持這個姿勢並屏住呼吸四秒鐘，然後在呼氣的同時慢慢把手臂放下來，並數到十。

在你舉起手臂的同時，腳跟離地，整個身體的重心上移；而放下手臂的同時，腳跟著地，整個身體放鬆下來。重複這樣的練習十到十五分鐘，並且所有的練習都要在戶外或空氣流通的室內進行。不要害怕窗戶大開，寒冷是由於吃得過飽、體內垃圾堆積、身體疲憊和空氣汙濁造成的。不要忘記夜晚也需要呼吸新鮮的空氣，所以不管天氣多麼寒冷，都不要在空氣不流通的屋內緊閉窗戶睡覺，因為冷空氣對人體的傷害至少沒有汙濁的氣體大，你要利用一切機會去呼吸新鮮的空氣。

為了盡可能簡單、有效地呼吸並且同時不損耗能量，就要避免穿緊身衣服，高領衣、緊身胸衣、緊身汗衫、領帶或腰帶都違背了健康呼吸的衛生原則。緊束腰身

第六課　呼吸之道

的衣服不僅對肺部有害，而且會影響腸胃的正常運動，不利於消化，所以要注意自己的穿著以符合健康原則。

在工作、走路或坐著的時候，你要挺直腰桿。屈背弓腰不利於心肺運動，從而影響健康，縮短壽命。你如果想要健康長壽，就必須讓各個器官自由運動，並協調一致共同發揮作用。

正確呼吸對於保持純淨的血液是絕對必要的。我們吸入的氧氣將參與體內的化學過程，並產生二氧化碳。在這一過程中，體內組織不斷被分解成鹽和各種化合物排出體外；而碳元素則主要和氧氣結合，形成二氧化碳，人體透過呼氣把它們排出體外。這些氣體如果堆積在體內，將導致人疲勞甚至死亡。這種情況被稱作血液中毒（氧氣匱乏），很多人就是這樣死亡的。

如前所述，純淨的血液是健康長壽之源。錯誤的呼吸方式會阻止血液供氧和更新。你現在應該明白，為什麼那些呼吸不到新鮮空氣的人想要健康長壽不大可能。呼吸暢通可以幫助人體排出體內的各種垃圾，沒有正確的呼吸，就沒有體內的清潔。你每吸入一口氣都會讓你的體內得到更新，所以要經常深呼吸；而你每呼出的一口氣都能清理令肺部衰竭的有毒物質，防止它們再次汙染血液。想獲得長壽，你就要保持破壞和修復之間的平衡。呼吸與身體的修復關聯密切，吸入大量新鮮的空氣就是要讓那些新的分子代替那些舊的、衰老的分子。

以上所述並不意味著你學會正確的呼吸後，就可以忽視衛生的其他方面，比如心態、飲食、運動、洗浴等等。肺部的健康是促進健康長壽的重要因素，事實上是絕對必需的因素，但它也只是整個養生之道的一部分。儘管正確的呼吸可以幫助消化系統的穩固和正常代謝，但你也不能透過放縱飲食來考驗消化系統的功能。正確的呼吸讓你獲得能量，你應當利用這部分能量更有效率地強身健體，而不是用來抵消暴飲暴食所帶來的不良影響。

最後，我再次向大家強調，立刻去實踐這些原則是非常必要的。任何耽擱都很危險，甚至可以致命，而現在是再合適不過的時間。從現在開始，呼吸新鮮的空氣，保持室內通風，不要讓錯誤的呼吸方式剝奪了你的生命、活力和力量，不要忘記良好心態的重要性。你要告訴自己，每呼吸一次就會為自己帶來新的活力和生命。如果你能保持健康向上、開朗樂觀、積極愉快的心態，你的呼吸也會更順暢；

反之，情緒失常和悲觀厭世會阻礙心肺的正常運作。如果你想永保青春和活力地活到一百歲，你就應當看到事物美好的一面，並且積極主動地尋找乾淨的空氣。

第七課　簡單且合乎自然的鍛鍊方法

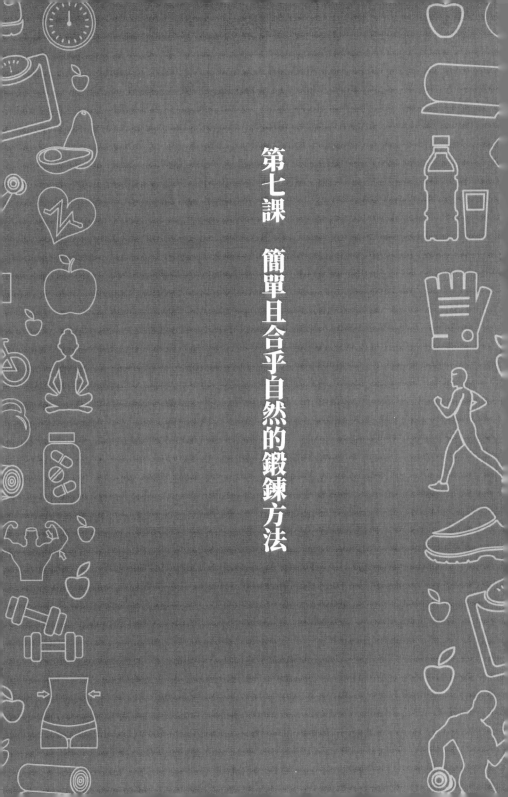

第七課　簡單且合乎自然的鍛鍊方法

每個人都渴望擁有強健的身體、優雅的氣質和一副美麗的容顏，並且渴望留住這種形態。因此，無論是男人或女人，都必須注意加強日常鍛鍊。身體正是透過不斷運動才變得強健和精力充沛的，才能不斷獲得更新，靜止不動只會讓你形同一潭死水，引發病痛，提前衰老甚至死亡。

但過度運動身體某一部位也無好處，均衡的、能讓全身上下都得到鍛鍊的運動才是最適合我們和穩妥的。許多人認為他們已經從事某種體力勞動，因此不需要再做鍛鍊，相反，這恰恰是他們需要鍛鍊的重要原因。因為他們所從事的工作只開發了身體某個特殊部位的能力，而其他部位的肌肉則沒有得到保護與鍛鍊。這將使身體肌肉運動失衡，從而導致變形，變得醜陋難看。如果你稍加注意，就會發現有些人雖然臂部肌肉發達，可是腿部看起來瘦削孱弱；或者有些人雖然臉部和頸部肌肉發達，但其他部位卻弱不禁風；這本應勻稱豐滿的身體到最後只剩下一副空架子。這是不正常的，說明他們並沒有得到全面的鍛鍊。如果所有人都開始注意讓自己整個身體活動起來，那麼誰都可以讓自己的身材看起來特別迷人。

如果一個人身體某部位由於缺乏鍛鍊而癱瘓，那就不要指望自己能健康地活到一百歲了，不要自欺欺人地以為你的工作（不管是哪種）能讓你得到足夠的鍛鍊。你的工作只能讓你鍛鍊身體的某部位，同時也有可能導致這個部位不堪重負，卻絕不會讓你得到全方位的鍛鍊。

你可能會說你工作太忙了，無暇鍛鍊，這是錯誤的想法，這只能說明你還沒有明白鍛鍊的好處。你身體的部位也許感覺疲乏了，需要恢復能量，於是你只注重這個部位的調節。你應當明白並記住你身體的其他部位根本沒有這種鍛鍊的機會，讓這些部位也適當運動一下，你不僅能從中獲益，還能放鬆身心，讓整個疲憊不堪的身體得到徹底的休息。不管你現在感覺有多麼疲憊，如果你按照我在本文中所說的去做些簡單的日常鍛鍊，你會發現，等你做完這些練習之後，你的身體得到了大大的放鬆。事實上，你將比任何時候更能清楚地感覺到體內處處都散發著無限的活力和能量。

有些人雖然沒有進行系統的身體鍛鍊，依然活到了一百歲，這是因為他們在日常生活裡已經讓身體的各個部位協調運作，配合默契，自然而然完成鍛鍊。如果你的目標是要活到一百歲或更長久，那麼你就不能忽視透過鍛鍊來促進自己的身心健康，否則你的目標一定落空。

透過適當的鍛鍊，加上正確的呼吸，不但能讓肌肉得到鍛鍊，還能讓體內的器官組織獲得能量。這一點尤為重要，因為這些器官組織能讓食物和空氣在人體內轉化為能量，進而讓你獲得活力。

不要錯誤地認為那些肌肉發達的人是身體健康的人。科學證明，日常生活中那些外表看起來強壯的人，由於只注重了外部肌肉的鍛鍊，他們的體內並非健康。一旦身體遭受外部壓力的侵襲，身體即刻就崩潰，甚至英年早逝。這其中一個重要原因就是他們雖然注意了身體鍛鍊，卻忽視正向的心態，以及強化肺部功能，或其他更為重要的健康原則。要達到理想的效果，我們不僅要增強肌肉鍛鍊，更要保持肺部活力。因此，在強身健體的同時，還必須注意增強肺活力。

很多人鍛鍊了身體卻沒有達到滿意效果，這是因為他們把過多的注意力和心思放在外部肌肉的鍛鍊上，從而忽視體內器官組織的鍛鍊。實驗證明，一個人如果對著鏡子進行鍛鍊，看著自己的肌肉日益發達健美起來，那麼他的肌肉組織會開發得更充分。這也說明了集中注意力的效果，但是如果你只注重外部肌肉的開發，那麼人體內的器官組織就會由於你的忽視而遭受病痛的折磨。我們需要的是強健發達的器官組織，它們各盡所能相互協調，這樣才能延長我們的生命。因此，無論進行哪種鍛鍊，都應該在健美肌肉的同時，增強人體內部器官的各項功能。人體的器官組織是生命之源，所以要讓它們變得發達，長久不衰。只要我們有了這樣的信念，我們就能集中精力來達成我們的目標。

真正的鍛鍊不需要什麼人造工具，比如槓鈴或者啞鈴。這些工具自有它們的用處。當人們學會像孩子般自然完美地生活時，就真正掌握了生活的藝術，也就真正地鍛鍊了身體。古希臘人深諳此道，我們現代人只有重新掌握這門藝術，才能讓我們的身體得到最自然、系統的鍛鍊。

在本課中我將教給大家一些簡單、自然的鍛鍊方式，這些鍛鍊尤其適用於那些想健康、長壽、美麗的人。我們不需要借助任何外界的工具。在做這些練習的時候，如果你能集中注意力、配合正確的呼吸，並能合理注意衛生，那麼你就能獲得力量、留住容顏，同時增強器官各項功能，為活到一百歲奠定堅實的基礎。這些練習既能幫助人們重獲健康，也能幫助那些擁有健康美麗的人們永遠留住這些財富。

你不應該說自己太老了，做不動練習，事實上你能做到。你越上年紀就越證明你需要這種鍛鍊，需要讓那些新的、靈活的細胞組織來替換體內衰老的、僵硬的組織。你需要這些練習以延緩衰老，你需要富有彈性的肌肉來進行日常的工作和活動，並享受其中樂趣。你應該這麼想：「靜止不動就意味著一潭死水，一潭死水就會致人死亡。」如果你明白了這個道理，還會眼睜睜地等待死神接收你的生命嗎？如果你苦等死亡，就是慢性自殺，缺乏勇氣，也是咎由自取。

如果你已經很長時間沒有鍛鍊身體了，剛開始做這些練習的時候會覺得有點困難，但是只要多點恆心，堅持練習，最後你會發現其實很容易做到。難度越高，越證明你需要這種練習。這些日常練習不僅能讓你充滿活力，還能讓你從中享受樂趣。許多年過七旬的人在進行日常鍛鍊後，不僅重振活力、精神矍鑠，並且讓自己活到了一百多歲。他們能這樣只不過是因為他們遵守了大自然的法則。如果你拿出點恆心鍛鍊，你也能像他們一樣長命百歲。

我教給大家的練習既可以在早上也可以在晚上進行，或者只要你方便隨時都能做，直到達到滿意的效果。自覺而非強迫自己地去練習十到十五分鐘，就能達成你的目標。當你感到疲憊的時候就不要做這些練習，否則會抵消以前取得的成果。那些身體柔弱、不太習慣這些練習的人要慢慢適應，然後隨著體質增強逐漸加大練習的力度。不要為了考驗自己的耐力而過度鍛鍊，這樣可能會受傷。你需要的只是均衡的日常鍛鍊。

◆ **練習一**：以打哈欠來開始你的練習，這是大自然賦予人們最簡單的鍛鍊方式之一。你可能從沒想過打哈欠也是一種鍛鍊途徑。分析一下你就會發現身體某一部位的伸展、放鬆、擴展活動，無論它多麼柔和，都能傳遞到身體的其他部位，甚至連腳尖都有感應。在你打哈欠的時候，如果你對著鏡子，你就能看到你整個頭部都在發生變化。你的下巴向下伸展，臉頰的肌肉會下拉，然後傳遞到整個面部和頭皮，舌頭和喉嚨乃至整個脖頸都會得到伸展。這種放鬆方式會刺激到胸肺，進而影響腹部，最後到達四肢。身體的每個部位都得到了運動和伸展，血液也得到了循環。所以不要害怕打哈欠。這是大自然在努力為你排出堵塞於血液或肺部的垃圾。

當你感到疲憊或神經緊張的時候，最好的休息方法就是坐在一張直背椅上，把腳抬起來，盡可能地向前伸展，同時伸展你的手臂，腦袋往後仰，張大嘴巴打哈欠，這樣能讓你放鬆緊張的神經，舒展你緊繃的肌肉，從而使整個身體得到休息。當你感到累的時候，就重複兩到三次這樣的練習，看看這個練習為你帶來的好處吧！

◆**練習二：**自然而然地打哈欠會讓我們身體所有的肌肉都得到伸展，看起來打哈欠似乎是適合我們的鍛鍊方式。如果你對肌肉伸展的好處還有所懷疑，就去看看那些成長中的孩子，看看他們每天早上醒來時是如何完美和諧地伸展自己的身體吧！是誰教他們這樣運動的呢？是大自然。越遵守大自然的法則，我們就能越好地生存。你是否注意過一隻狗或貓睡醒時的樣子？牠們會伸展自己所有的肌肉，就像孩子一樣舒展自己。如果我們想保持年輕，就必須像大自然教給孩子們的那樣來練習。當你早上醒來時，第一件要做的事就是像孩子那樣打個哈欠、伸個懶腰。不要忽視這一點。在你起床後穿衣前，先來個深呼吸，盡可能高地踮起腳尖，同時向下伸展手臂和手指，堅持四秒後讓整個身體放鬆下來。然後抬頭看著天花板，把頭部和肩部盡可能舒服地往高處抬，以伸展你的背部和頸部。把腳平放在地板上。保持這個姿勢直到你數到四。

◆ **練習三**：保持直立，深深吸口氣。左腿盡量往後伸展，同時，把左手放下，盡可能向上向前伸展右手。保持這個動作四秒鐘，然後放鬆下來，呼氣。接著再把右腿和左手重複同樣的動作。

◆ **練習四**：深深吸氣，五指張開，盡可能向外伸展手臂。保持這個姿勢數到四後，放鬆，呼氣。然後再吸氣。雙手交叉放到後腦勺部位，然後盡可能舒服地向後伸展。保持這個姿勢四秒鐘後，身體直立，呼氣。

◆ **練習五**：面部朝上，躺在一張硬沙發或地板上，伸展整個身體。深吸一口氣，手臂伸直平放在兩邊，右腿盡量往高抬。保持這個姿勢四秒鐘後，放下腿來，呼氣。然後抬高左腿進行練習，最後同時抬高雙腿進行練習。這個練習能促進消化、改善便祕。

增高練習

練習一

站在一扇高過你個頭的門前，深吸氣，然後雙手同時向上盡量去搆門的頂部。保持這個姿勢四秒鐘後，放鬆、呼氣。這樣重複練習五次。你身體所有的肌肉都能得到伸展，這樣一來，你就能長高。

為了看到自己日常鍛鍊的效果，我建議你在開始練習前，先在門上或牆上貼張紙，然後用雙手的第二根指尖去沾一下墨水（有色溶液）再去搆門，這樣你就會在紙上留下每次搆到的高度。透過這種方法，你就能看到自己每天取得的進步。

這些練習也許能幫助你長高，但是如果你想讓現在的身高增加三到六公分，你可以在上述練習的基礎上再做下面的幾個練習。

練習二

對牆站直，腳尖距離牆大約十公分，深吸口氣後，腦袋和身體往上抬升，但腳跟不要離地。腦袋達到極限時，你在牆上用鉛筆畫一條直線。保持這個姿勢數到四後，放鬆下來呼氣。重複這樣的練習幾次。每天練習的時候，都盡量讓自己的腦袋能再抬高一點。這樣每週看著自己在長高，不僅是件很有趣的事情，而且鍛鍊帶來的效果會鼓勵你把練習繼續下去。

練習三

站直，雙腳並立，深吸一口氣，然後把雙手舉過頭頂，十指交叉，身體向前向下彎曲，用手指去碰腳尖，同時膝蓋不能彎曲。然後馬上站直，放鬆，呼氣。重複幾次這樣的練習，直到你感覺筋疲力盡為止。這個練習除了能長高外，還有瘦腰、治療背部痠脹、促進腎運動、幫助克服便祕等功效。堅持這樣的練習三個月，你就會長高三到六公分。當然，增加的高度要看你目前的實際年齡，年紀越小，自然效果越好。

治療便祕的練習

現在有很多人深受便祕之苦，由於便祕阻止了體內垃圾的排放，進而引發了很多疾病。體內垃圾一旦堆積，就會重新進入血液，破壞人體健康。便祕最常見的原因就是缺乏正常的鍛鍊，再加上飲食失當。倘若透過藥物治療，一旦你開始服藥，藥量就會有增無減，因為人們按照常理覺得加大劑量才能取得理想中的藥效。人們一旦養成服藥的不良習慣，那麼只有透過藥物才能刺激腸道蠕動。我在這裡告訴大家一些特別的練習，如果你練習得當並注意合理的飲食，那麼這些練習可以助你在短期內治癒很多疾病。除了這些練習之外，正向心態也是治療常見腸胃疾病的關鍵性因素。

◆**練習一**：挺直腰板站立。深深吸口氣，雙手緊握，放在腦後。盡力向左向右側身。然後再站直，呼氣。重複練習十到十五次。

◆**練習二**：坐在椅子上，向前彎腰，先壓向右腿，再壓向左腿。重複練習十到十五次。

◆**練習三**：面朝上躺下，抬起一條腿，雙手緊握放在膝蓋下，用力把腿壓向你的上身。然後再換另一條腿進行練習。重複練習幾次。

另外，你還可以進行增高練習中的第三個練習。

在做完這些練習後，向左側臥幾分鐘，集中思考一下自己理想中的狀態。幾乎與此同時，你的身體就能收到滿意的效果。每天在同一時間進行這些練習，最好是在早上，最晚不要超過中午。在同一時間練習，你就自然而然地養成了鍛鍊的良好習慣。

經常做伸展運動加上正確呼吸有助於便祕的治療。無論你做上述哪一種練習，都要記住自己的心態將會決定你鍛鍊的成效有多大。如果你樂觀向上、懷抱希望，並相信自己透過這些練習能變得健壯美麗，那麼你這些練習將給你豐厚的回報。

戶外練習尤其能增進健康，比如散步、騎車、開車、游泳、划船、高爾夫、網球等都是很日常的鍛鍊方式，如果運動得當的話，都可以增進體能、促進健康。比如散步對身體大有裨益，如果你散步時能挺胸抬頭、保持呼吸均勻通暢的話，那麼散步可以促進血液循環，保持肺部呼吸通暢，讓你面色紅潤、容光煥發。那些懂得正確呼吸的人，很有可能比別人走更長的路也不會感到疲憊。跑步也是一項很不錯的運動，如果你能忘記自己的年齡，想著跑步能使自己體內不斷發生更新，那跑步也會讓你大有斬獲。你要勇敢地放下所謂的自尊，像孩子般自然樂觀地生活。如果你能做到這一點，你的日常練習就會事半功倍，就能真正讓你返老還童。活到一百歲，同時留住活力、青春的目標值得我們每一個人為之奮鬥。因此，你絕對不能忽視可以促進身心健康、留住容顏和魅力的日常鍛鍊。想想鍛鍊身體、調整心態為你帶來的諸多好處，趕快按照我的建議行動吧！

第八課　學會放鬆和確保睡眠充足是健康的基石

鍛鍊雖然對於強身健體很有必要，但大自然也無意讓人類不停勞作。對於人的身體而言，休息、睡眠與工作同等重要。然而，我們只有每天勞作，才能更好地享受睡眠帶來的好處。工作是一門藝術，而放鬆、睡眠和休息同樣是一門藝術。很多人認為人活在這個世界上就是為了工作，其他的事情留到將來再說。他們認為人活著就要不停地工作，然後才可能一勞永逸地休息。這種人生觀是極其錯誤的。休息和工作都是生活必不可少的部分，只注重其中一方面肯定會為你帶來災難。只勞作不休息，你的身體就會不堪重負；而只休息不工作，你的生命就如一潭死水，毫無生機可言。

放鬆是人體的一大祕密。那些懂得放鬆的人讓自己獲得力量、保持耐力、風度優雅、富有活力，放鬆讓工作和鍛鍊變成了一種享受。放鬆能讓人體盡快恢復和更新，它對於保持健康以及留住容顏必不可少。肌肉緊張會損耗人體的能量，破壞大腦和體內細胞。皮膚在鬆弛的狀態下才能修復那些由於肌肉緊張遭到破壞的細胞組織。(肌肉的放鬆狀態是指肌肉組織完全擺脫了緊張的狀態）動物和一些相當健康的孩子掌握了這種放鬆的祕訣，讓自己樂在其中；但成人很少能做到，只有少數人了解並盡可能地使自己放鬆下來，從而讓自己精力充沛、生機勃勃。他們的耐力源自肌肉能量的保留，也就是說，他們不會白白浪費自己的能量。他們能恰到好處地利用自己的能量，從而避免能量損耗。許多人在每天的生活中會有五到二十次活動需要消耗體內的能量。你看看普通人簽名、削鉛筆，以及從事其他日常活動時消耗的能量，你就會明白只有合理地調整肌肉組織的活動，才能節省體內的能量。

我想要教會大家如何節省能量，以便在任何時候都能儲存足夠的能量以滿足身體的特殊損耗。你沒有理由每天讓自己的力量和體力都處於透支狀態，你需要儲備能量。試想如果一家銀行把現有的錢都貸出去了，而同時正好有幾個儲戶突然需要領取大筆資金，這時會發生什麼情況呢？這家銀行會因為無法滿足正常的需求，而只能停止營業。人的身體也是同樣的道理，你如果天天都把自己體內的能量用光，那麼你將無法應對一些不時之需。

有兩種方法可以讓你得到徹底的放鬆，而且這兩種方式都是很必要的。一種是心靈的放鬆，另一種是身體的放鬆。首先你必須培養自己平靜和滿足的心態，你要知道，心平氣和、心態平衡、友好和善、情緒穩定的人比起那些情緒易激動、走極端、暴躁易怒的人節省了很多能量，因為後者的肌肉和神經總是處在相互鬥爭和耗費能量的狀態中。

和心靈的放鬆同等重要的是要養成省力的好習慣。這種習慣是指無論做什麼活動時都只消耗最少的能量，在舉起三兩多重的東西時，所施展的力量正好能讓三兩東西舉起來就足夠了，不要再多用力。花點心思，稍加留意，你很快就能養成這種習慣，而不是隨意揮霍自己的體力。

放鬆練習

我將教給大家一些練習，讓身體的肌肉擺脫緊張和壓力，否則這種壓力會不斷消耗你的體力，造成體內能量流失。任何人，不論現在年齡多大，都可以進行這些練習，這些練習也不會傷害到體質嬌弱的人。在開始這些練習之前，你要脫掉衣服或者至少解開那些緊身衣服。要把那些興奮或者煩惱的情緒徹底拋到九霄雲外。同時，不要刻意用力地去做這些練習，要隨意地、放鬆地進行鍛鍊。只有放鬆下來才能產生效果。記住，我們的目標就是要省力。

◆**練習一**：面朝上平躺在地板上，放鬆肌肉。盡力去感受自己在沒有任何力氣的情況下，能舉起手來。等你完全耗盡體內的能量後，讓肌肉完全放鬆下來，不去做任何運動。不要在意，不要去動，甚至也不要想你是否能動。慢慢地、均勻地呼吸，盡可能少用力。放鬆手指，下巴自然下垂，似乎毫無力氣一樣。就這樣靜靜躺著休息幾分鐘。一旦你覺得自己手部、腿部、頸部或別的地方的肌肉開始繃緊，就要馬上調整注意力，並放鬆下來。幾分鐘後，慢慢地、懶洋洋地向右翻身，徹底放鬆下來。再過幾分鐘後，向左翻身放鬆。

◆**練習二**：繼續上面的練習，身體不要離地，盡力去感受身體、頭部、四肢的重量，並讓地板承受你所有的重量。這個建議看起來似乎有點荒謬，但現實生活中很少有人睡覺的時候能徹底讓床來承受自己頭、手臂或者腿的重量。幾分鐘後，輕輕地把手臂抬離地面幾公分，注意不要出大大的力，然後等手臂完全沒有力氣後，再讓手臂自然地落到地面，就像睡著一樣。你不要刻意地把手臂放下來，而是讓它自然垂落。另一隻手臂和腿也重複同樣的練習，然後靜靜躺著休息。

這個練習應該不難，你可以試一下。如果覺得簡單，就不需要這樣的練習；如果做起來很難，那說明你正需要這樣的練習。

當你從地面起身後，要輕輕鬆鬆地走路，不要花費過多的力氣。你馬上會注意到自己的身體狀況和心態有了顯著的變化。當你感到心情緊張或者肌肉緊繃的時候，就做十到十五分鐘這樣的練習，你的身體就會有奇妙的變化。這樣的練習和夜間睡眠一樣，甚至比睡眠更能讓你得到放鬆。

人們之所以感覺神經緊張、筋疲力盡，其主要原因就在於沒有掌握放鬆的祕訣。充足的睡眠當然是首要條件，但是你躺在床上的時間並不代表你真正獲得休息的時間。有很多人早早就上床就寢了，在床上睡了八到十個小時，身體卻還是沒得到徹底的放鬆，他們早上醒來後還是感到疲憊不堪。人體對睡眠的需求就像人體對食物的需求一樣。這種無意識的狀態是人類身體的良藥，沒有什麼東西可以與之媲美或者替代它。睡眠是人類無意識的狀態。在這段時間裡，人體各個部位都處於休息的狀態中，因此是人體真正吸收營養的最佳階段。

這種吸收在半夜十二點前要比十二點後更加全面和迅速，因為這時候的血液循環更加徹底，更容易輸送營養，並排出體內垃圾。這個營養傳送的過程離不開氧氣，所以人體的氧氣在十二點前要比十二點後消耗得更多。從半夜到清晨這段時間裡，心臟活動減少，因此這段時間也最容易出現舊病復發和死亡。我們應該早睡的另一個原因就是大腦和其他的神經細胞在十二點前比十二點後能更快地得到恢復，而不至於變得過勞損傷或疲憊不堪。

你還要記住，如果不消耗足夠的氧氣，身體吸收營養的過程就會放緩。人在睡眠的時候能吸收到的氧氣比清醒時要少，所以睡眠的時候對於室內新鮮空氣的需求最大。

睡眠既能節省能量，又能給予能量。它是影響人體活力至關重要的因素。許多人認為睡得越長，就越能夠得到休息，但情況並非如此。活力的恢復和人體的更新並不是看睡眠時間的長短，而取決於睡眠的品質。有些睡眠讓人的肌肉和神經備受折磨。我指的這種睡眠是肌肉保持緊張狀態的睡眠，這樣不僅會帶來像體力勞動後的那種精力匱乏，且大腦由於要不斷接收來自肌肉的資訊，從而不得安寧。那些睡足八個小時但早上醒來後仍然精神不振的人，就是因為不懂得如何睡眠。他讓自己的肌肉緊縮，並且心理處於緊張的狀態，整個晚上他就像在拚命舉重似的。他需要的不是更長時間的睡眠，而是更有品質的睡眠。睡眠之所以能讓人充分休息，不單純是出於人的無意識狀態，而是因為能讓肌肉得到正常的放鬆。

如果你睡眠的時候，身體和心情沒有放鬆下來，那麼睡眠就無法幫助你恢復體力和精神。因此我們必須完全放鬆。一些人幾乎不曾讓自己的身體放鬆，他們的大腦和身體白天一直處於運動之中，可是到了晚上也得不到一點休息。他們甚至連坐在椅子上的時候，都要花費力氣去抓住椅子，而不是自然而然地坐在椅子上放鬆肌肉。

一旦有休息的機會，你就要把肌肉徹底放鬆下來，好好休息。全神貫注地去工作或進行某個專案固然必要，但懂得何時以及如何放鬆也同樣重要。那些掌握放鬆祕訣、並能保持良好心態的人才能按照自己的意願隨時讓身體休息。

當你躺下來睡覺的時候，心中要明白自己睡覺是用來放鬆身體的，而不是用來考慮公務、家務事和社交安排的。不要想自己工作上的事情，也不要想自己和什麼人打交道、談公事。你要像孩子般完完全全地、充分地去睡覺和休息，這對於保持健康很有必要。踏踏實實睡幾個小時，要比你在床上輾轉反側、半睡半醒一晚上強得多。

你躺下睡覺時的心態也對你的睡眠品質有著至關重要的影響。睡覺時最好保持這樣的心態：你已經透過努力完成了生活目標，你憧憬著明天的成功、幸福和嶄新生活。這種狀態下的睡眠對你的身體非常有益。而且，正向的心態能讓你像嬰兒般無憂無慮入睡。

躺下的時候不要心事重重，任何悲傷的想法都會影響到你的心情，破壞你正常、安詳的睡眠。相反，如果你心中充滿了愛、寧靜和感激，那麼這種心態不僅能讓你得到充分的休息，還能改變你的性格，讓你以更積極的態度來迎接未來豐富多采的生活。

如果你因為沒有遵循正確的方法而導致睡眠品質不高的話，那麼我建議你從今天開始就照我的建議去做。如果你患有失眠，就先做十到十五分鐘的放鬆練習，然後再爬到床上，讓四肢得到放鬆，讓下顎也放鬆，幾分鐘後，你就能進入甜美的夢鄉。如果你有半夜醒來並在接下來的好幾個小時裡都睡不著的習慣，請你醒來後馬上在房間內走動走動，直到你覺得身體很冷了再上床睡覺。或者走到窗戶邊，吸入新鮮空氣，然後回到床上，像以前那樣放鬆肌肉，幾分鐘內你就能再次入睡。不要躺在床上翻來覆去，讓自己變得神經緊張。馬上起床，讓你的皮膚接觸新鮮的空氣。空氣有多冷並不重要，因為只要你保持運動，冷空氣就不會傷害你，但你的身體卻需要空氣。記住：如果你的房間完全通風，可以吸入充足的氧氣，那麼你就不會醒來或再次失眠。

青春永駐地活到一百歲是一個崇高的理想，因此，你要不斷調整和改變自身的一切來實現這個願望。你的每一個行動都必須能最大限度地為你增添活力。因此，睡眠作為一個人生命中最簡單的行為，應該是充分的享受。不幸的是，成千上萬的人都不懂得睡眠的真正含義。他們應該好好看看這本書，並遵守我教給大家的原則。

如果你是他們中的一員，那麼你要努力爭取成為自己身體的主人，該工作的時候就全力以赴，該休息的時候就拋開一切，讓自己完完全全得到放鬆。為達成這個目的，你必須有意識地去嘗試。你能睡好，也能休息好。

自然的睡眠習慣是逐步養成的。官能逐漸進入休息狀態：首先眼睛要閉上，因為在黑暗中睜著眼睛毫無用處，接著是味覺，然後是嗅覺，聽覺緊隨其後，最後是觸覺。而在甦醒的過程中，順序恰好相反，觸覺最先恢復知覺。

正如我先前所述，睡眠時間長不一定能讓人得到徹底休息，還要看睡眠的品質。一般來說，八九個小時就足夠了，而且要盡可能在十二點以前睡覺，理由前面已經講過。你必須自己決定多長時間的睡眠最有益於你放鬆身體。睡眠品質高比睡得久更重要。

不要在通風不良的房間裡睡覺，通風不良會侵害你的身體，讓你感染疾病。如果你吸入呼出的都不是新鮮的空氣，那麼你即使睡覺了，身體也不會得到恢復和更新。你在任何時候都需要新鮮涼爽的空氣。不要害怕吸入冷空氣。冷空氣可以把你體內堆積的垃圾排出體外，而這些垃圾多半是由於暴飲暴食、缺乏沐浴和吸入不新鮮的空氣造成的。

如果你按照我所說的原則，保持血液純淨和不斷循環的話，你就不會患上感冒。相信若干年以後，人們就會知道感冒或者其他疾病純粹是由於自己的疏忽大意造成，而不是僅僅因為吸入了冷空氣或病菌。

在這一課結束前，我希望你注意這樣一個事實：休息並不意味著你必須靜止不動。停止一組肌肉的運動，再運動另一組肌肉也是很提神的。因此，當你日常工作感覺到疲乏的時候，你可以透過鍛鍊另一組肌肉來讓自己的身體得到休息。上一課中講到的練習會讓你從緊張的工作中放鬆下來，讓你感覺舒適。你應該學會以一種自然協調的方式來工作，避免不必要的壓力。不要從事讓你神經緊張的或者其他不必要的活動。人體進行的每一項活動都有特定目的，所以要避免那些白白耗費你精力的活動。

休息的另一個要點就是要適當的娛樂。人生在世，不應當只是一味地工作、吃喝和睡覺。你應該找點時間來娛樂。每個人的娛樂方式大不相同，但總體來說，應該不同於日常所進行的活動。當然，戶外活動是最好不過的了。不管選擇哪一種娛樂方式，都要注意有沒有新鮮的、沒被汙染過的空氣。你沒有必要等到將來或者等進了天堂才休息，休息就是要在此時此地。如果你能掌握休息的祕訣，並貫穿於自己的日常生活，那麼你的身體就能得到更新，也就可以留住你青春和容顏；因此，要讓每一個白天都在輕鬆的狀態下度過，讓每一個夜晚的睡眠都能幫助你恢復精神和體力。

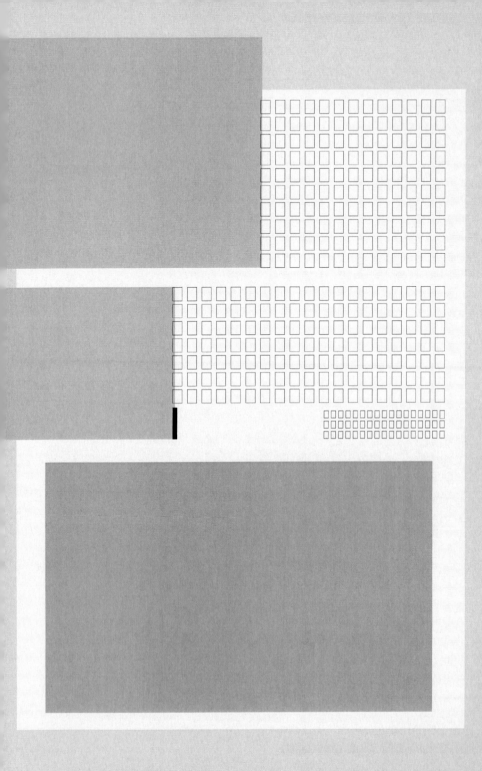

第九課　我們應該吃什麼

人體就好比一臺機器，它把體內潛在的熱量轉換成日常活動所需的動力。人們攝取食物、空氣和水，這其中潛藏的熱量將維持我們身體的恆溫，確保我們正常工作和思考。我們只有不斷地攝取養分，人體才能有源源不斷的熱量轉化得活力。如果熱量轉換少，那麼人體的活力就會相應減少。

為了把這個道理說得更明白，我給大家打個比方。如果把人體比喻為要產生熱量的蒸汽引擎，一旦需要產生蒸汽動力，我們必須為引擎提供最好的燃料、純淨的水以及大量的氣流，這樣才能確保引擎發揮最大功效。人體同樣也是一臺機器，我們必須為之提供最好的食物、純淨重組的水，並不斷地驅除髒東西以保持內外乾淨，才能為我們提供熱量和活力。人體的活力可以不斷增強，對我們來說是無價之寶，它可以讓我們無論從事任何事情都有效率、收穫，成就也就更大。

如上所述，人體內的器官從食物中獲取的熱量轉換為人的動力，這種轉換也會耗費人體內的熱量。也就是說，食物在進行消化的時候，或多或少會消耗掉人體內已經儲存的熱量。這說明我們必須學會節省和儲存熱量，不能讓體內儲存的熱量不夠消耗所需。我們不能讓自身的消化器官承受不必要的負擔。要做到這一點，我們就必須小心仔細地選擇那些既能產生足夠熱量，又容易被人體消化吸收的食物。要知道，能讓我們保持身強體壯的不是身體所能產生的熱量，而是我們體內儲存的熱量。

為人體增強活力最重要的因素之一，就是選擇消化耗能少、但同時能提供最多營養的食物，也就是說我們必須吃那些容易消化的營養食物。

我們必須考慮自己的胃所能承受的壓力。食物轉化成熱量需要某種流體的運動，這種流體也被稱作消化液。當食物通過消化道的時候，由消化系統分泌出來的消化液會對食物進行消化和吸收，但消化液的分泌不取決於人體攝取食物的數量，而是取決於人體自身需求。因此，進入胃部的食物一旦超過了人體需求，這些食物就無法被消化掉，而只能分解成腐爛的、刺激人體的垃圾。

不同的食物對消化液數量需求也不同，有些食物需要更多的消化液才能被消化。假設你現在吃多了，在正常條件下需要四到六個小時來消化這些食物，可是你現在又吸收不了這麼多的營養，並且也沒有更多的消化液來協助消化，那麼你想想這時會產生什麼後果？後果只有一個，那就是胃裡的食物會很快被分解，形成一種刺激性物質，這種物質會慢慢進入整個消化道，產生有毒物質，從而使消化系統吸收不到維持自身運轉所需的新鮮乾淨食物的熱量，陷入癱軟。這些毒素隨即進入血液，破壞人體器官的功能，從而引發疾病，包括：呼吸不暢、胃腸氣脹、胃痙攣、輕微頭痛、頭暈眼花、心悸甚至嚴重的中風和心臟衰竭。

你現在應當明白吃得過飽帶來的危害了吧？吃得太飽，人們馬上就會遭受病痛的折磨，體內也會受到毒素侵害。這都是飲食不當造成的結果。因此，我們很容易看出食物對於我們保持青春和活力的重要作用。

如果能正確選擇食物，並且規律進食，那我們就能恢復並保持活力。很多人忽視食物的營養價值，使自己營養流失過快，導致衰老。在本書前文中我已經三番五次地強調，衰老實則只是一種心理上的錯覺，那只是細胞的更新沒有趕上速度，而人體是會透過分子的變化不斷得到更新的。所謂的「老年」其實是指細胞組織僵化和動脈硬化等現象，除去實際的衰老症狀，很大程度都是由於體內淤積太多雜物的緣故，而這些有害物質大多是由於消化不良和飲水不當所造成。這些雜質是可溶解的，可被完全溶化然後一併被排出體外。要做到這一點，你就應當選擇那些易消化的食物，並且要節制飲食、多喝水，這樣就不會造成有害物質在體內淤塞。

另外，什麼時候用餐和吃什麼食物同等重要。消化器官必須盡快吸收和消化進入人體的食物，否則這些未被消化的食物就會變成毒害身體的罪魁禍首，而且也無法產生人體所需的熱量。人們總是習慣性去吃飯，就像自己習慣了做許多事一樣，卻從不仔細思考自己的飲食習慣對身體帶來了多大損傷。他們認為別人做什麼，自己也該做什麼，吃飯也是如此。大多數人一日三餐，為什麼這樣？不是因為自己身體的需求，而是因為別人都這樣做。有些人會說自己感覺到飢餓，可是飢餓只是某一個特定時間裡的習慣性反應，因為人的胃口會條件反射，在某一個特定的時間裡覺得需要進食，而不管自己是否能夠消化。

大多數人在早上起床以後胃口很小或者根本沒有什麼胃口，然而他們不顧自己的身體是否需要，就習慣性地強迫自己吃飯，甚至吃一些油膩的、難以消化的食物。我們並不是說不要吃早餐。早餐應該吃，因為經過一夜的消化吸收和排泄，人體的確需要補充熱量。我們所建議的，是按照自己的情況，確保營養，合理飲食。實際上，在一般情況下，你如果沒有正常飢餓的感覺，就貿然吃飯，這是很危險

第九課　我們應該吃什麼

的。早上強迫自己多吃東西，會對身體產生危害，它會讓你整個人一上午都喪失活力。讓我來告訴你為什麼會這樣：人體需要從食物中吸取熱量來促進細胞組織生成，當你開始運動後，體內的細胞組織就會遭到破壞，並且以垃圾和廢物的形式排出體外。如果我們能很好地消化食物，食物中的營養就會透過血液輸送到人體的各個部分，促進細胞再生，並保持人體平衡，細胞更新主要在人們睡眠的過程中進行。人體只有攝取足夠的食物才能修復體內受損的細胞組織，但是食物的攝取量不要超過人體的正常需求。人的運動量越大，體內遭到破壞的細胞組織就越多，人體就需要補充更多的食物。假如一個人在白天按照自己自然的需求進食，並能正常消化攝取的食物，那麼在夜晚睡眠的過程中，人的胃就能完成自己的使命，把食物轉化成熱量，並透過新鮮的血液輸送到人體的各個部分，以代替那些壞死的細胞排出體內垃圾，從而讓你整個身體恢復活力。當你第二天醒來的時候，你就會感到自己煥然一新。這時候你不需要借助外界的東西刺激食慾，也不需要多吃東西，特別是油膩的東西。按照大自然的規律，經過一夜的休息，你已經做好了開始新的一天的準備。你頭腦清楚，溫暖新鮮的血液緩緩地、有節奏地流淌到你體內的各大動脈，並且讓你的每一個神經細胞都煥發著活力，讓你整個人精神抖擻。你會滿懷熱情、一往無前地投入到日常工作。若早餐進食過量，或攝取到難以消化的油膩食物，會造成腸胃負擔，影響流經大腦血液的數量，最終使你精神不振。

當你進行過四到六個小時的身心運動後，體內許許多多的細胞組織都遭到了破壞，這時新的細胞正好去更新那些遭到破壞的細胞，同時消化器官在經過夜晚的休息後，分泌出的消化液開始在體內積聚，準備去消化你白天攝取的食物。在這種有利條件下，你攝取的食物很快就會被人體消化，並讓各個器官組織得以修復。合理適量地吃早餐會促成人體正常飢餓，從而讓我們對各式各樣純淨而又豐富營養的食物食慾大開。因為食慾是人類自然的本能，而不是後天刻意培養的習慣。一般來說，一天中午和晚上兩餐最為重要，在中午和下午六點用餐，你就能從自己攝取的食物中獲益，不需要再另外加餐。好吃零食的不良習慣會讓人們攝取過多的食物，造成腸胃負擔過重，並影響身體其他部分的機能，使你的胃沒辦法按時休息。當上一次的食物還沒來得及消化掉，就又有一堆食物強行進入你的體內，使你的胃一直承受著沉重負擔，最後導致的結果就是消化器官勞累過度，人體內堆積了大量未被消化的食物、腐爛物質以及有毒氣體，這些物質都會汙染你體內的血液，引起某種疾病。

少而精的適量早餐的好處數不勝數。我建議你十一點以前不要再吃零食，如果你有吃零食的習慣，那麼你最好戒掉這個習慣。每天起床後，你要先喝一杯純淨水，吃一點水果，早餐後如果你還覺得餓，那就補充一點水。這樣幾天以後你就可以擺脫對零食的依賴，中午之前你也不會再感到飢餓。總之，自然的飢餓才是最有益於身體健康的，而你以前的習慣則是戕害身體的。

我提出的建議是根據我個人的親身經歷，以及很多人的經歷提煉總結出來的，是建立在科學事實的基礎上符合邏輯的。我已經從我教給大家的這些方法中受益，所以大家完全可以相信這些方法。

我們再來關心那些富含營養物質又易被人體消化的食物。營養的食品應當富含鈣、磷、蛋白質、碳水化合物，以及各種微量元素和適量維他命。其中，磷鈣等物質能幫助恢復神經細胞，促進大腦發育和骨骼成長；蛋白質等能幫助重建人體的肌肉和肌肉腱；碳水化合物等能讓人體形成脂肪和產生熱量。人們應該合理地攝取這些營養物質，保持體內營養均衡。具體攝取量則要看人體運動的部位以及遭到破壞和修復的細胞組織。

小麥、堅果、橄欖、水果、蔬菜和蜂蜜等食品能夠百分百地保持人體健康並延長生命。我並非說你只能限於吃這幾種食物，但把上述幾種食物搭配食用後，你就能吸收到各種營養成分，這些食物對保持健康青春是必需的。所有的食物都應當簡單配製，過度烹飪會破壞食物中含有的營養精華，你日常的絕大部分食物只需稍加烹飪就能食用。你可以從下列食物中進行選擇：各種水果（新鮮的或者各種果乾）、堅果、穀類、豆類、雞蛋、牛奶、乳酪、熟橄欖、蜂蜜，以及所有進行光合作用的綠色蔬菜，比如萵苣、芹菜等等。你應當適量吃糖、糖果或其他富含碳水化合物的食品。過量食用醣類會造成肥胖等問題，但適量攝取醣類也是必要的，它是人體熱量的主要來源。我們可以從一些天然的食物中獲得醣類，例如：甜的水果、蜂蜜等等。水果中的果糖容易被人體吸收，而且可以同時補充多種維他命。蜂蜜中也含有糖分，而且蜂蜜還含有一些胺基酸、活性酶、微量元素等有益人體的物質。

熟橄欖和純橄欖油是補充營養恢復活力的食物。純橄欖油有百分之九十八的成分都是營養成分，而且很容易被人體消化。橄欖油含人體所需的各種營養成分，如維他命E、不飽和脂肪酸等，並且它的特殊價值還在於其完美的潤滑功效，它們能促進腸胃活動、增加肌肉彈性。這樣就能幫助你恢復年輕的活力。古往今來，它一直是淑女貴婦的美容美膚上品。

堅果含有油脂和多種有益物質，是營養價值很高的食物，甚至比肉類更高。同樣重量的堅果提供人體的能量往往能超過肉類三倍，而且容易消化吸收。此外，堅果還含有β-胡蘿蔔素、維他命B_9、微量元素以及一些特異性活性酶，具有防治癌症、心臟病、細胞衰老、憂鬱症等多種功效。

人們要想活到一百歲，還應該少吃肉類。有資料顯示，過量食用肉類的人要比其他少吃肉的人容易得某些疾病，如風溼、高血脂、癌症等等。況且，從價格角度看，我們是在用最少的錢買最昂貴的健康。

蔬菜是很有營養價值的食物，但在烹調的時候要注意，不要過度烹飪，這樣會破壞它們所含的維他命等物質，從而導致營養流失。在確保衛生的前提下，適當地生食蔬菜是有益的。比如沙拉就是食用蔬菜的理想方式，像萵苣、芹菜、番茄、紅蘿蔔、洋蔥等等，都可以透過做成蔬菜沙拉的方式食用。

你還要多吃各式各樣的水果，因為它們富含人體所需的各種元素。水果和堅果都被健康專家認為是最理想的食物。我建議你多吃水果、堅果、穀類、蔬菜、豆類、橄欖、沙拉和蜂蜜等幾類食物。這會使你感覺到活力無限。記住，不要吃白麵包，要吃全麥麵包。因為白麵包在製作的過程當中，營養成分也隨之流失掉了。

無花果、李乾和葡萄乾等也是具有營養價值的食物，但要留住青春和容顏，沒有什麼能與熟蘋果相媲美。我們應該多吃蘋果，這對那些有衰老跡象的人尤其有效。蘋果富含醣類、有機酸、纖維素、維他命、礦物質、多酚及黃酮類營養物質，被科學家稱為「全方位的健康水果」。在古希臘神話中，那些神就是透過吃蘋果來保持長生不老的。蘋果有預防癌症、強化骨骼、維持體內酸鹼平衡、降低血脂、減肥等功效，特別是蘋果的抗氧化作用非常強，它能讓你擁有年輕健康的膚色和富有彈性的肌膚。

要避免吃香料、辣椒、芥末等過於刺激的物質，吃鹽也要適量。特別強調一點，過度攝取食鹽會導致靜脈硬化、心臟病等多種疾病，並且也會使人早衰。

在注意飲食的同時，你還必須注意喝水，因為人體的百分之八十都是水。為了保持這個比例的穩定，每個人平均每天喝將近兩公升水。這個數量可以確保體內有充足的水分，有利於促進血液流動和排出毒素。那我們應當喝什麼樣的水呢？純淨水，也就是乾淨、衛生的水。這應當成為我們唯一的天然飲料。絕不要喝酒精類飲料，因為酒精會麻痺神經，影響身體機能。可以說它是致命的毒藥，因為它會造成我們過早衰老。過度飲茶和咖啡對人體也有害，它們會刺激人體，就像用鞭子去抽一匹疲憊的馬一樣，會破壞人體的細胞組織，讓人們喪失活力。但是，適量飲茶是有益的。因為茶內含有抗氧化物質、兒茶素、膽甾烯酮（cholestenone）、咖啡鹼、肌醇、葉酸、泛酸等多種成分，具有防治齲齒、淨化消毒、抑制肥胖、清除腸道、減緩衰老的功效。但茶不可多飲。一般來說，不宜喝濃茶，不宜空腹喝茶，最好晚飯後喝茶。請注意，吃飯的時候不應該喝水，你應該在兩餐之間、早上醒來以後，以及晚上就寢以前喝水。

如果你吃飯的時候喝水，水就會稀釋體內的消化液，進而影響食物的消化。食物經過適當的咀嚼，不需要再借助水送下去。要學會細細咀嚼所有的食物然後再嚥下去。你要多補充純淨、富含營養的食物，但不要過量。如果你沒有感到飢餓，那麼即使到了飯點，也不要去吃飯，等到自己覺得肚子餓的時候再去吃。如果你覺得食慾不振，就讓它休息一下，不要強迫自己進食，可以喝點水來沖洗體內堆積的未被消化掉的物質。這種情況下二十四到三十六小時內不進食對你的身體是有益的，對那些身患疾病的人尤其如此。當然，定時用餐是非常好的習慣。現代人特別是年輕人往往因工作、應酬等諸多原因，導致飲食紊亂，無法定時用餐。這是健康大忌，應該學會慢慢改善。飲食有時、有度、節制才是良好的、符合健康的飲食習慣。

此外，你更要記住心態會對消化器官產生強而有力的影響。因此，當你心煩意亂、煩躁易怒的時候不要去吃飯，等你克服了這些情緒後再去用餐，生氣或情緒波動會放慢消化的過程，且可能造成胃腸疾病。只有當你心情愉快、心境平和了才能去用餐，而且你應該時時刻刻都保持這種心態。如果你情緒低落，那麼即使是最有營養的食物，也會失去它的營養價值。請記住，積極良好的心態是保持長壽的關鍵。

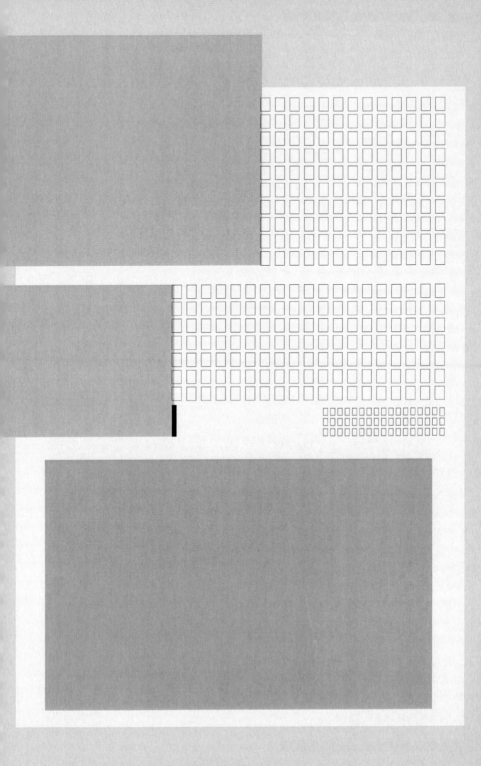

第十課　沐浴的功效

第十課　沐浴的功效

完整的養生之道，多半還要說說洗澡和衛生的益處。洗澡一方面是清洗毛孔、排泄掉皮膚表皮的汙垢，另一方面是促進皮膚下微血管的血液循環。

你或許還不知道，其實皮膚和肺一樣，也需要呼吸。人們的皮膚大多是由數百萬個細微的毛孔組成，這些毛孔是人類已知的完美的排泄管道。正是透過這些毛孔和排泄管，我們體內的大量雜質和有毒垃圾才能被清理。一旦停止排泄，我們的健康就會出現問題。毛孔的完全堵塞或閉合同樣會帶來嚴重後果。人們曾經證明，人或動物的身體如果被塗上漆，那他們很快就會死亡。因為這個時候體內的垃圾無法排泄出去，又被迫回流血管，再次毒害人體，所以，皮膚的正常呼吸也至關重要。

很少人知道應該多久洗一次澡才能保持皮膚的清潔，而更多人則完全不洗澡，除了洗掉外界的灰塵和髒東西之外，還有一個更重要的目的。我想對這些人說，其實我們洗澡是要幫助大自然把體內的垃圾排出去，因為這些垃圾一旦在體內堆積，就會引發疾病，甚至致人死亡。

正確的洗澡方法如下：

◆如果你健康狀況普通，那麼就應該在每天早上或者隔天早上洗個冷水澡，在你做完伸展練習後馬上洗，並且水溫保持在大約十五到二十度左右。洗完澡後你就會感到精力充沛、神清氣爽。

◆體質較弱的人在早上洗澡時，水溫剛開始可以在三十度左右，然後每天逐漸降低水溫，一直到適應並能享受冷水澡為止。

◆洗冷水澡時最好的方法就是把一塊搓澡巾或浴巾弄溼以後，快速用力地擦身體的某一部分，然後用粗糙的浴巾輕輕擦乾，再繼續清洗身體的其他部分。每次都要把身體的五分之一或四分之一浸在水中。加點海鹽可以加快皮膚的新陳代謝和血液循環，幫助你抵禦寒冷。洗澡時，最好是全身赤裸。室內的空氣要保持新鮮，但不要直接站立於寒冷的空氣當中。動作要快，三到五分鐘洗一遍冷水澡就足夠了。然後快速穿上衣服，這時你就會感覺到一股暖流傳遍全身。

◆溫水澡可以數天或每週洗一次。但不要用熱水，洗的時間也不要太長，否則對你的身體弊大於利。熱水會損耗你的能量，會讓你的毛孔張開，促使你體表血液倒至神經中樞，造成身體疲勞。因此，要緊接著沖個冷水澡再擦乾身體。記

第十課　沐浴的功效

住，無論是溫水澡還是冷水澡，摩擦皮膚都是洗澡過程中最有用的一部分。它能夠有效促進皮膚的血液循環，減緩皮膚的衰老，對保持皮膚的彈性和柔滑很有效果。

◆晚上就寢前是洗溫水澡的最佳時間。因為溫水可以舒緩身體的疲勞，利於睡眠。這樣，洗完澡後直接上床，你很快就能入睡。

◆飯後兩個小時內千萬不要洗澡，否則會影響消化。你還要格外注意保持雙腳的絕對清潔。這看似簡單，但是只有天天使用香皂和清水洗腳才能做到。晚上是洗腳的最佳時間。體內的大量雜質會透過腳底較大的毛孔排泄出來。如果不及時清洗雙腳，會引發一些疾病。睡前用熱水泡腳是非常健康的習慣。

很多人喜歡洗土耳其蒸汽浴、三溫暖，以及其他的溼氣浴。我不建議大家經常這麼做。人活著沒必要太過苛待自己，不過，有些人由於放縱飲食而使體內垃圾堆積過多，洗蒸汽浴倒是可以幫助他們排出垃圾，進而預防疾病。但如果你平時已經注意我前面所提到的方法，那就不再需要任何形式的蒸汽浴。心臟不好的人洗熱水浴尤其危險。土耳其蒸汽浴的發明是人們用來幫助那些不注意飲食衛生的人暫緩生命的。蒸汽浴並沒有特別適合的族群，也不符合大自然的法則。如果你想活到一百歲，並擁有健康和活力的話，平時就要注意飲食，別讓體內的垃圾堆積，這樣也就不需要什麼蒸汽浴了。

牙齒保健

在你注意保持身體清潔的同時，也不能忽視牙齒的健康。牙齒健康與否關乎消化機能的穩定。很多人直到失去了牙齒也沒有意識到牙齒的珍貴。牙齒的修復和人體其他部位的修復和重建法則是一樣的。在餐後、起床後和就寢前，使用品質好的牙刷刷牙就可以了。這個好習慣應該保持到你能活到一百歲的時候。

頭髮的護理

頭髮也需要特別護理。一頭漂亮的頭髮會令你看上去光彩照人。比起人其他的面貌特徵，頭髮所獲得的光彩和讚許會格外突出。天生油性的頭髮要勤洗，如果是乾燥易斷的頭髮則毋須洗得太過勤快。夏季通常兩天一次，冬季則可以適當延長。天天洗頭不是完全必要的，而且也不利於頭髮健康。因為洗頭過勤會把皮脂腺分泌的油脂徹底洗掉，使頭皮和頭髮失去天然的保護膜，反而對頭髮的健康不利。另外，晚上最好不要洗頭，因為若無法完全擦乾，會造成溼氣滯留皮膚，長期如此，會導致氣滯血淤，反而不利於健康。冬天的早上也不要洗頭，寒溼交加，頭部開放的毛孔容易招致風寒，引起頭痛感冒，甚至會造成肌肉麻痺。

日常按摩對頭髮有益處。正確的按摩方法是：用指尖向各個方向輕輕按摩髮根，以使頭皮完全放鬆。按摩一會兒後，手指沾點醋繼續按摩，這樣你的頭髮就能柔亮有光澤，一改往日的黯淡。倘若你的髮質又細又乾，則需要沾上橄欖油後再去按摩，同樣能收到成效；又或者你的髮質較粗，就用海鹽來代替橄欖油放入洗頭水中，待溶解以後再用來洗頭，這也同樣有效。洗頭的時候要注意使用溫水和適合自己的洗髮液，然後再用乾淨的溫水沖洗，並盡快吹乾頭髮。夏季洗完以後，用毛巾擦得盡可能乾，然後在陽光下甩一甩你的頭髮，直到它完全變乾，陽光能夠促進頭髮新生。如果你能遵循這些簡單原則，並且稍加注意衛生，那麼等你慶祝百歲生日的時候，你可以依然擁有一頭黑髮。

在這裡我還想補充說說另外兩種延年益壽的沐浴方式：陽光浴和空氣浴。人體需要吸入氧氣，也需要陽光的滋潤。在晨練時享受空氣浴是最有益健康的，此時的空氣相對清新，並且飽含負離子，可以激發人體活力，降低疲勞。裸體進行空氣浴，能讓每個毛孔都呼吸到氧氣。不過，不做身體鍛鍊時就不要進行空氣浴，因為靜止不動會讓人體的溫度降低，進而引起毛孔堵塞，讓人不幸染上感冒。然而，只要你的身體處於運動狀態，溫暖的血液就會從體內被傳送到體表，抵消冷空氣帶來的不良影響。只要有太陽你隨時都能晒日光浴，但最佳的時間應選定在早上九點到下午三點，這段時間的光線對人體最有益。

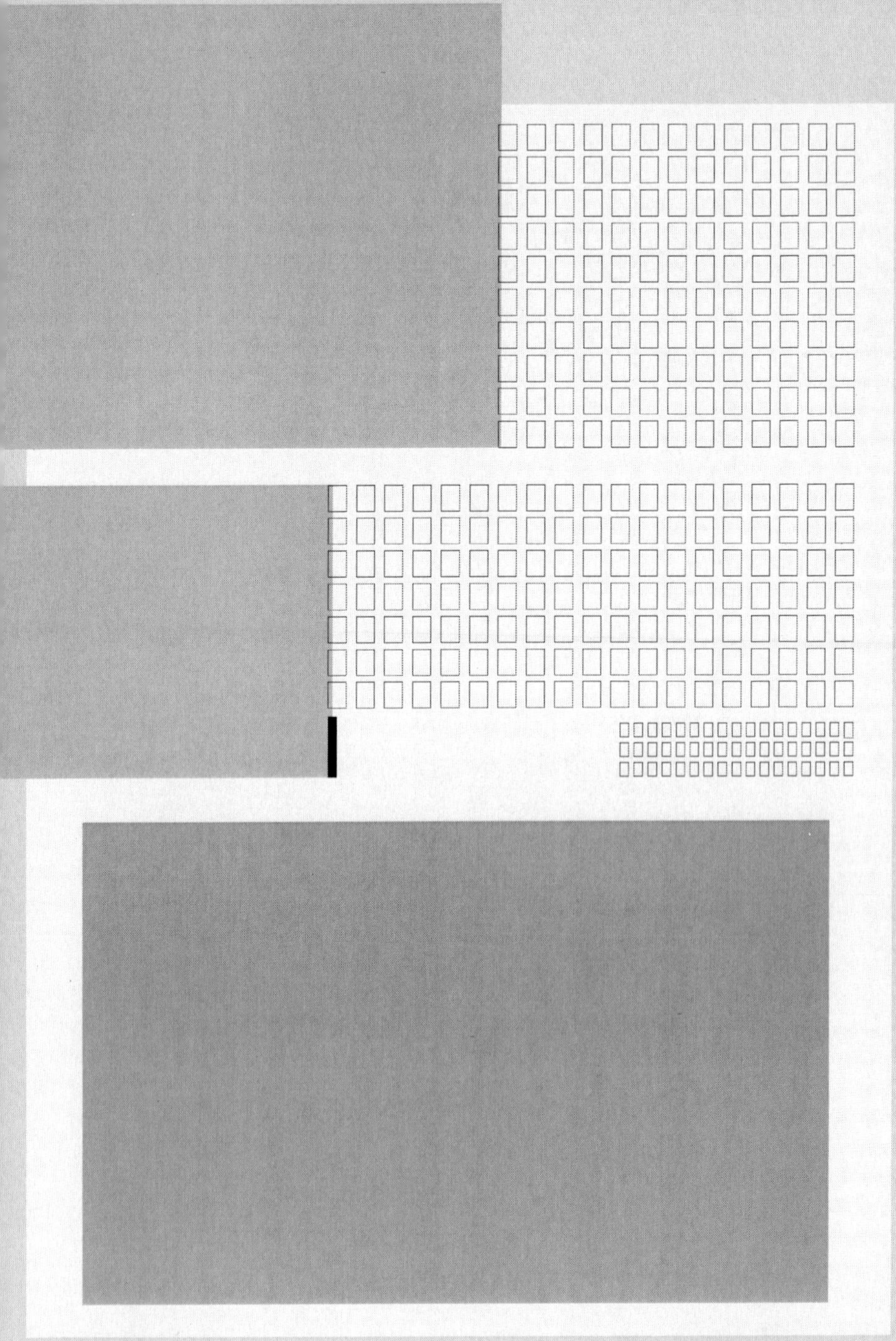

第十一課　穿衣之道

第十一課　穿衣之道

既然我們是在談論保持人體活力的相關話題，那麼所有與之相關的內容、生活方式的優點和缺點我們都要提出來研究，以便讓大家知道，無論遇到何種事情，我們大腦裡面都能有明確的處理方式和應對措施。因此，這一課，我們就談談穿衣之道。

衣服的發明，最初是用來給人們遮羞、阻擋地獄潮氣、抵禦嚴寒，而穿著一身得體的衣服更能為人類帶來舒適感。然而，不少人僅僅出於標新立異和追逐時尚，就花大錢置辦各種對身體毫無益處的服飾，結果，鼓了製造商的腰包，自己的身體卻遭受折磨，變得畸形，甚至感染疾病。衣服應該成為人類的僕人，而不是把我們逼成時尚的奴隸。那些服裝設計師在完成自己的設計時，往往忽略了考量衣服的舒適度，只注重衣服的外部表現。

追求著裝的舒適能反映出一個人的獨立性和良好的審美觀，然而，其中許多人在衣服對人的健康方面卻表現愚蠢。他們明知道穿怎樣的衣服有益自己的健康，嘴裡卻又說道：「這些衣服不是最前衛的款式。」然後，他們馬上就會犧牲掉自己的舒適、健康、幸福，來選擇一些所謂時尚的服飾。請一定不誤會我的本意，我無意批評人類的穿衣風格，但我不覺得那些和大眾穿衣風格背道而馳的人能真正達到標新立異的目的。我的想法無非是想告訴大家哪類衣服對人體有害，哪些衣服對長壽有極大幫助。

很多人在穿衣服和戴飾品的時候容易犯一個錯誤，就是讓這些衣服和飾品拘禁了自己身體正常的新陳代謝。如果他們知道，多一寸的呼吸空間，穿衣者就能多一分長壽機會，那他們或許就不會犯這樣的無知之錯了。由於體內堆積的二氧化碳和部分垃圾只有透過人體的肺和皮膚才能排出體外，那麼限制呼吸就會減少人體的活力。所以，要盡量避免在人體的任何部位纏上緊身的帶子，這樣會阻止體內的血液循環，從而導致靜脈曲張。緊身汗衫和吊帶也會影響人體健康。人們應該多穿寬鬆的衣服以便讓心肺自由運動。不要穿特別緊的衣服，包括裹著腳的鞋、手套、領子、吊襪帶、腰帶、緊身內衣等等。最不利於人體健康、危害甚大的衣物無非是讓女人特別容易虛弱不堪的緊身內衣了。這些東西一旦束縛身體，人們就無法正常呼吸。不僅身體的健康遭到破壞，而且還會失去幸福的家庭。女人的緊身內衣會阻礙呼吸，就像風箱的把手被緊緊纏住一樣，大量的空氣無法循環，人的肺和風箱原理一樣，這樣就導致呼吸急促，造成休克。緊身衣除了會傷害與各個器官組織相連的肺以外，還會導致消化器官也無法正常運作，進而無法排出體內毒素。體內毒素一旦在胃裡堆積過多，就會增加腰部熱量，再加上皮膚呼吸不到氧氣、肌肉又缺乏運動和鍛鍊，將引起身體麻痺，讓人變得虛弱。大自然從來沒有打算讓緊身內衣毀掉一個女人，那麼女人們為什麼要自毀呢？很多女人常常背部虛弱，這往往離不了緊身衣的緣故。但究竟是什麼導致背部虛弱的，讓我們來分析一下原因吧！假設把一個男人強健有力的手臂緊緊捆起來，讓他六個月都不能動彈，你想他的手臂會怎樣？六個月後這隻手臂的肌肉將變得鬆軟、脆弱，甚至連幾兩重的東西都無法舉起。人體其他部位的肌肉也是同樣道理。如果你想保持器官組織和肌肉的發達，就必須認真有規律地進行日常鍛鍊。從現在開始，妳不能再穿緊身內衣，如果妳這樣做了，妳會在將來發現這是個明智的選擇。同樣，每個母親也都應該為自己的孩子和後代的健康著想，因此必須拒絕穿著緊身衣，它固然帶給了女人一種美麗，但同時也殘害女人。為了所謂的「美」而去損害一生的健康，絕對不值得。

當妳上街之時，穿著又厚又長的裙子也不利於身體健康。裙子太厚會對脆弱的內臟器官造成負擔，而裙子太長則會把各種雜質和疾病細菌聚集到一起，並傳遞到長筒襪和內衣上面，進而從皮膚的毛孔進入到血液裡面。衣領過緊會使咽喉受到束縛，進而影響正常呼吸，同時還會影響到上半身的肌肉，讓咽部肌肉收縮。又緊又厚的衣領還阻礙了空氣的正常吸收，因此非常容易引起咽喉和支氣管疾病。

正確選擇內衣褲也很重要。有些人提倡終年穿毛紡內衣，而有些人則認為應該只穿棉料內衣，我認為這兩種做法都不值得提倡。毛紡類的貼身衣服不散熱，這在冬天還算理想，可是會阻止人體溼氣的揮發，這樣一來就會讓你置身在潮溼的空氣中，這對你的身體百害而無一益。因為這急劇的溼氣會迫使毛孔張開，一旦你再度遭遇冷空氣就容易感冒，絲質衣服也是如此。亞麻和棉料內衣透氣性好，有助於皮膚排放溼氣，卻無法很好地儲存熱量。因此，我建議大家在正常情況下可以穿亞麻質地或棉料質地的寬鬆針織衫，冬天的時候再在外面套一件質地輕盈的毛紡類外套。因為棉料衣服透氣性好，而毛紡類衣服則能防止熱量的散發。至於非天然的人造織物，那是絕不可以當作內衣的。此外，白天穿的內衣晚上千萬不要繼續穿，你可以把它們脫下以後洗過晾起來，第二天早上它們就能晾乾。你最好有兩套內衣可以隨時更換，晚上清洗白天穿過的那套，第二天再穿另一套。如果條件允許的話，把它們掛在有陽光的地方通風晾乾，因為陽光可以殺菌。

外套的選擇涉及個人品味，悅目的衣服有助於提升自我形象。但是，我們夏天最好穿淺色衣服，淺色可以反射陽光，進而讓人感覺涼爽；而在冬天的時候，我們最好穿深色的衣服，深色可以吸收太陽光，讓人感覺溫暖。陽光對人體的健康是必要的，裸晒陽光可以增加你的活力。

人體各部分的著裝應該合理搭配。需要格外注意，不應把軀幹裹得嚴嚴實實，使之透不過氣。為什麼它們更需要呵護呢？因為四肢的血液循環較慢，但面積卻相對較大，一旦與外界空氣接觸，最有可能的感覺就是寒冷，這樣體內熱量就會大量散發。穿衣過多也會引起疾病，它會阻止人體自由地呼吸空氣，同時老廢物質也無法透過毛孔自由排泄。而且，穿衣過量也會讓人感到困頓疲乏。

如果你想活到一百歲，並且擁有青春活力，就不要讓自己禿頂。為預防禿頂就要遵循上一課講過的原則，並且不應老戴帽子。如果不是迫不得已要戴帽子，就不應選擇那種又厚又緊的帽子，因為這種帽子會阻礙空氣的自然流通，讓腦部聚集過多的熱量。女人很少禿頂，因為她們在絕大多數情況下戴那些質地輕盈、通風良好的帽子。此外，讓頭髮過度曝晒也是不好的，所以要避免過於強烈的陽光。

不要在室內，比如家裡、辦公室、商店以及工作室裡戴帽子。如果你正在遭受掉髮的痛苦，那麼你更要讓腦袋享受一下空氣、陽光和雨水。很多人就是透過這種方法長出了濃密的頭髮。只要我們能和大自然的步調保持一致，那麼大自然就會幫助我們恢復青春和活力。對掉髮而言，心境是重要的，過於焦慮和操勞的人，掉髮的可能性大得多。另外，在頻繁的腦力勞動之後，一定要適當休息一下。可以按照我們前面所說的鍛鍊方法，對全身做一下簡單的鍛鍊。也可以用前面所說的頭部按摩法，改善腦部的血液循環。

穿鞋也很關鍵。我們的雙腳常常要行使很多功能，它每天馱著我們來來去去。如果我們穿的鞋不舒服，那麼雙腳很快就會感到疲乏，進而影響到全身。只有穿合腳的鞋，才能保持正確的姿勢，姿勢一旦不正確，就會對人體造成額外的負擔，帶來難以形容的痛苦，對女人來說尤其如此。穿一雙舒適合腳的鞋，無論走到哪裡都不會覺得勞累。一雙合腳的鞋應該緊貼著後腳跟和腳背，腳指頭有足夠的活動空間，這樣走路的時候雙腳不會打滑。特別是對女人來說，不要穿後跟又細又高的鞋，為了讓肌肉正常發育，那些穿慣高跟鞋的人應該降低鞋跟的高度，但是要逐步降低，因為突然從高跟鞋換成平底鞋可能會引起雙腳的嚴重變形。

平底拖鞋有益於人體的健康，尤其當你穿著它在屋子裡走動的時候。對身體好並且又經濟的方式就是準備兩到三雙鞋備換。這樣，雙腳就不會感到壓力。

走路時，不要像許多人那樣，把重心落到腳跟。你應該盡量讓重心落在前腳掌。如果重心落在後腳跟，將會影響到脊柱的發育，引起背痛和頭痛，步態也會不優雅。天氣晴朗的時候，你可以每天穿著拖鞋光腳走一段路以保護後腳跟，這對身體是大有好處的。

除了注意衣服的得體和舒適外，你還應注意衣服的清潔。貼身衣服尤其要保持乾淨。事實上，你所有的衣服，從上到下、由內到外都應該認真仔細地清潔以保持乾淨，因為這些衣服會影響你的身心健康。一個人的衣服如果不乾淨，他的身體就不可能潔淨，那他也就做不到心明眼亮。

你如果在海邊生活，那麼可以脫掉那些阻礙呼吸和血液暢通的衣服，讓每一個毛孔自由呼吸。你應該好好利用每一個戶外跑步、游泳以及玩耍的機會，讓身體得到自由鍛鍊。換下那些日常所穿的衣服，在戶外自然伸展四肢，你就會恢復青春、獲得活力。你要記住穿衣的主要原則：既有益於身心健康，又符合個人品味。你不再需要穿那些另類古怪的衣服，簡單舒適的衣服才能彰顯你獨特的品味。

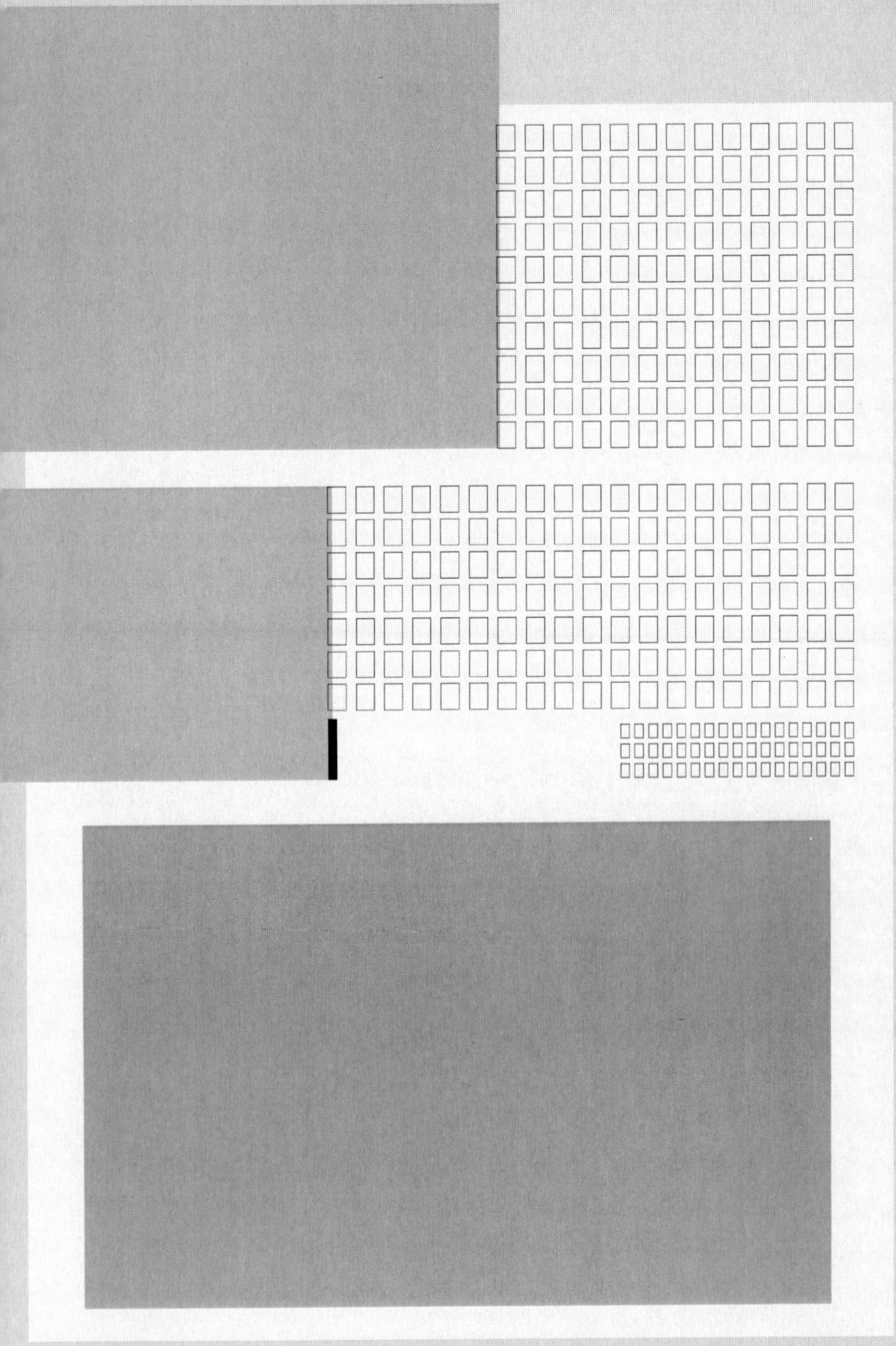

第十二課　如何追回逝去的青春

第十二課　如何追回逝去的青春

本課專門針對那些年過三十五，開始呈現衰老跡象、喪失生活勇氣的中年人，也包括那些認為自己不再年輕的老年人。我希望我能帶給你們希望，你們只要許諾你們願意努力，那麼恢復美麗的容顏、迷人身材和健康的體魄，藉此重獲新生就不存在任何問題。

在領受了歲月對你造成的諸多不便和麻煩後，又有機會去享受它的快樂，人世間最大的快樂莫過於此。其實，我們大可不必在失去健康和活力之後才懂得珍惜，這種遺憾不值得後悔。有多少人不想回到年輕健康、活力四射的年輕時代呢？然而，事實已經如此，我們就應著力重塑自己的年輕。

我要強調的是，你們完全能恢復已經失去的青春和快樂，那些忽視人體修復和更新規律的錯誤做法，是導致衰老的根源，而你們現在已經對此瞭若指掌。就像上一課講過的，衰老的跡象，比如肌腱、關節和肌肉的僵化，臉部和手部皮膚的粗糙，頭髮沒有光澤等，都是由於營養不合理、缺乏鍛鍊和諸多不良習慣所致。在三十五歲以前，人們往往不加注意這些細小原則，到了三十五歲或更晚的時候，出現問題才追悔莫及。好在亡羊補牢，為時未晚，如果能從此注意起來，合理飲食、適當鍛鍊，並消除種種不良習慣，那麼延緩衰老、重獲青春的目標一定可以達成。

由於我們體內時刻都在發生分子的破壞和重構，我們得利用這個機會改變自己的身體狀況。倘若你總是靜止不動，體內的新陳代謝就難以進行。只要方法得當，體內垃圾能順利排出，重獲新生就指日可待。

讓我們先來分析一下去除體內垃圾的一些好辦法。迄今為止人們所知道的最好的東西莫過於純淨水和橄欖油。我在第九課中已經講過飲用純淨水的好處和重要性，尤其在一個人過了三十五歲以後，飲用適量純淨水就更為關鍵。我們應該在早上起床、兩餐之間，以及晚上就寢之前補充水分。但在吃飯時千萬不要喝水，因為這樣會稀釋消化液，阻止人體正常消化。兩餐之間喝水就大不相同，這可以幫助你迅速溶解體內代謝形成的物質，讓它們更快地排出體外。

要達到這個目的，我們必須飲用純淨水。純淨水是人體獲得健康最基本的先決條件，因此人們應該避免喝那些不純淨的水。可是如今，有上百萬人天天都在飲用不純淨的水，他們從井、水池、湖泊和河流中取水，這些水往往因環境汙染含有大量的有機和無機毒物，還含有多種致病因子和病毒，對人體非常有害。

大自然中最純淨的水是雨水，但是在那些被灰塵、汙垢、煙塵、有毒氣體、汙水嚴重汙染的工業城市，雨水就變得不純淨了。好在，現代人能夠透過工業方法獲取到純淨水，大多數城市的自來水系統都能為我們提供乾淨衛生的飲用水。可是在一些農村地區，就需要自己謹慎，必要時可以考慮使用桶裝的純淨水或礦泉水。純淨的礦泉水指的是包含六到五十種礦物質的天然水。

很多人認為水煮沸後就能得到淨化，其實這是一個錯誤的認知。煮沸的水固然可以殺死部分細菌，但是水中的諸多無機和有機毒物無法透過煮沸消除。因此，簡單的煮沸並不能使水完全淨化，我們首先應該確保飲用水達到基本的衛生條件。

透過自然飲食的方式得到體內所需的水分是一種非常好的途徑。各種新鮮水果、蔬菜中都含有大量的水分，這些水分是非常潔淨的。經過壓榨後得到的果汁不僅可以為我們補充水分，而且還能抵禦衰老。因此，人們憑藉水果和食物也是可以補充體液、抵擋衰老的。當然，一般來說，這種方式所得到的水分尚不夠體內所需，我們每天仍然需要補充一到兩公升的水，來滿足身體機能所需。另外，我們需要注意喝水的方式，不可操之過急，因為這樣才能溶解體內堆積的一切有害物質，這正是我們喝水的目的。

還有一種溶解和潤滑功效很不錯的東西就是橄欖油，它對於恢復、保持健康非常有效。那些體質健壯的古希臘人就廣泛使用了橄欖油，他們把橄欖油、新鮮的空氣、陽光和鍛鍊看成他們的上帝。正如我在本書中其他課裡所講過的，橄欖油除了有潤滑和溶解功效以外，還是一種很有營養價值的食物。無論是食用熟橄欖或精煉的橄欖油，或者抹在皮膚上，都能預防衰老，還能讓肌肉和肌腱變得強壯柔韌。當你把橄欖油塗在身上時，就像給一臺機器加油一樣，可以防止機器過度損耗，從而使它輕鬆自如地運作，並且延長機器的使用壽命。

那些沒有用過橄欖油的人可能對我說的這番話沒有感覺。我曾親眼目睹過一個五十五歲的男人長期堅持食用橄欖油、飲用足量純淨水，幾年以後，他更加精神矍鑠，恢復青春和活力，就像二十五歲的年輕人一樣。這只是其中一例，我還可以列出成百上千個透過這些方法讓自己恢復青春活力的人，但這不是本書的重點，本書的重點是要教會大家怎樣留住青春和健康。

現在橄欖和橄欖油已經成為世界各地日常都能置辦到的必需品。你應該每天有

第十二課　如何追回逝去的青春

一餐或者兩餐食用橄欖，這樣你的味覺也能得到享受，因為他是對人體有益的。如果你吃不到熟橄欖，也可以購買有品牌的純橄欖油。食用橄欖油有多種方法，你可以在每餐的時候把一大湯勺橄欖油與一點點檸檬汁混合，還可以把它與檸檬汁混合後，淋在萵苣、芹菜和番茄做成的沙拉上面。當你烹飪的時候，用橄欖油代替動物油脂也是非常不錯的方法。那些吃不慣橄欖油的人必須學著去適應。如果可能，最好每天在烹飪的時候少加一點動物油，然後再慢慢地增加橄欖油的攝取量。

一旦人們不再依賴化學藥物去恢復生機，而求助於日常的營養和鍛鍊，那麼人們會發現鍛鍊才是真正的長生不老之藥。那些在日常生活中採用這些方法的人會發現自己的步伐變得更加矯健，肌肉變得更富有彈性，也能更好地享受生活。藥物只是人們不得已才去考慮的方法。而且，一般來說，藥物都存在副作用，會對身體造成一定損害，但天然植物藥物就好多了。世界上的很多民族都有傳統的天然療法，你可以以其作為健康的有益補充，但絕不要成為藥物的依賴者。

橄欖油不僅在食用時能增進人體的健康和活力，而且在外用按摩時也可以帶給人們非常不錯的提神效果，使肌膚更富彈性。它可以很快被人體吸收，潤滑肌肉和人體關節。我還想告訴大家，關節和手指的尿酸鹽沉澱過多會引起風溼，因此除了上述做法以外，還應該在每天飲用的水中加入半顆檸檬榨成的汁。長期食用蔬菜、水果，可以改善體內的酸鹼平衡，使上述病症得到部分緩解。

外用橄欖油的最佳時機是在沖完溫水澡以後，用橄欖油按摩身體，每週使用一到兩次。在用粗糙的毛巾把身體完全擦乾以後，用手指沾上橄欖油塗抹在身體上，尤其是關節周圍。在按摩的時候要盡可能多用力，這樣橄欖油才會被人體完全吸收。

一些人更樂意讓那些手法熟練的按摩師來為他們按摩，其實最好的方法是自己替自己按摩，這樣不僅能好好享受按摩帶來的好處，而且這也是一個鍛鍊身體的機會。你要時刻記得，按摩是為了促進你的健康、活力和青春，這樣的心態才能讓你從按摩中充分受益。按摩時要多用力，要知道，你越投入就越能增強自己的青春和活力。任何練習都能讓你生機勃勃，也能讓你變得了無生機，這完全取決於你練習時所抱持的心態。所以你在任何時候都要精力充沛、積極向上、真心誠意，這樣的心態才能幫助你實現自己的願望。

我現在來解釋恢復青春的第三要素：陽光，以及接受陽光照射的重要性。絕大多數人不甚明白，甚至忽視了陽光對重振人體活力的重要意義。他們固然知道太陽是一切生命和能量之源，也知道樹木、花朵、莊稼的生長都要靠太陽，但當他們看著小貓、小狗以及其他動物沐浴在陽光下時，卻沒有意識到我們也需要陽光。在陽光下散步不僅十分必要，而且散步的時你還必須讓身體的每一部分都盡可能暴露在陽光下享受。如果你剝奪了身體享受陽光的權利，那麼就像草地被蒙上一層厚布一樣，徹底斷送了草地的希望。看看鏡中的自己吧！你就會發現身體晒不到太陽的部位經常會毫無光澤與活力。也許你已經習慣了這樣的顏色，認為這很正常，但是和那些經常接受陽光照射的人對比後，你就會覺察出其中的差異。

要彌補這些不足，你就要經常享受日光浴。也就是說，你應該脫下自己的衣服，讓陽光照射到你身體的每個部位。最開始的時候晒幾分鐘就可以了，之後一旦有便捷的條件，就要讓自己充分沐浴在陽光中，並且逐步延長晒太陽的時間。我建議大家天天都進行陽光浴，當然，不是每個人都能有這樣的條件，因此，你更需要抓緊時間來完成。

如果你房間的窗戶很大，可以吸收大量的陽光，那麼你就不必專程到戶外享受日光浴。可是如果沒有這樣的條件，你就要創造條件以便讓自己享受陽光。像沒有窗戶的地方，你就應該想方設法開闢一道窗口，容納陽光，或者在屋簷和門廊附近搭一個日光浴室，這實際上花不了你多少錢。你需要的是讓充足的陽光直射到你的身體，並且呼吸新鮮空氣。在享受陽光浴的同時，身體還應同時保持運動，此時也是進行身體鍛鍊和呼吸練習的極好機會。三者同時進行，不僅可以節省時間，也許還能收到出其不意的效果。我必須提醒你，如果想恢復青春、保持健康，就不要在接觸不到充足陽光的地方生活或者睡覺。

除去上面所說，杜絕生活和工作中的不良習慣也非常重要。你不能一方面希望得到健康和長壽，一方面又去損害它。這種背道而馳的方式不可能達到效果。所以，諸如吸菸、酗酒、熬夜、暴飲暴食都是必須徹底戒除的。同時，保持心境開闊也是健康長壽的前提。心態往往是健康的最大殺手。俗語常說心寬體胖，其實，心寬同樣也體健。調整心態是每一個希望活到一百歲的讀者都應該優先做到的事情。

對那些越來越覺得自己體力不支的人我只說一句話，你現在必須採取積極果斷

第十二課　如何追回逝去的青春

的行動來預防早衰。如果你不早下定決心，並且馬上按照我的方法去做，你就不可能得到恢復，獲得充足時間享受美好生活的願望就不可能實現。

第十三課　讓美麗相伴我們的一生

第十三課　讓美麗相伴我們的一生

形體美是一種自然美，是大自然的饋贈。形體醜陋則多半是因為人們過去或現在違背了大自然的法則所致。人們往往透過比較兩個人皮膚的色澤、身體部位的比例和搭配就判定這兩人是否美麗，這樣做並不合理，因為這個世界上沒有完全一樣的人。把一個人漂亮的臉蛋放到另一個人身上，就會產生截然相反的效果，因此真正的美麗是不需要特定標準的。

我的目的是要教會大家發現自己真正的美並把它完全表現出來，讓那些看到你的人都羨慕不已。一個人之所以有魅力，就是因為他具有真正的美，而不是很多人表現出來的那種矯飾偽裝的美。有句諺語說得好，美麗只是外表。遺憾的是，有些美人就是這種徒有其表的美麗，真正的美麗一定是直達靈魂深處的，美麗源自人的心靈而非外表。

因此，你應該擁有一種自然美，一種伴你一生一世的美，即使到你五十五歲的時候，你看起來仍然會像二十五歲那麼年輕，當你活到一百歲的時候，也許還會變得更加完美。那種恆久的美麗乃是我們為之努力奮鬥的理想，而實現這個理想就得靠你自己。只有毫無猶豫地遵守大自然的法則，依照我在本書中所講的方法實施，你才能在百歲時依然魅力十足、美麗不減。因為真正的美絕對不會轉瞬即逝，真正的美只會歷久彌香。當你對一個擁有真正美的人更加了解以後，你就能更好地感受他的魅力。美麗的靈魂總能為你的臉蛋添彩，讓你處處散發著無法形容的魅力和感染力。

要想擁有真正的美，你就必須養成正向思考的習慣。當積極美好的心態在你心中扎根時，你的面色和面部的整體輪廓就會逐漸發生變化。有些人承認自己的確可以改變，卻不認為自己擁有這種能力，這說明他還沒有意識到心態所產生的作用。其實你的整個形體都能發生改變，身體的曲線、腦袋的尺寸和形狀、眼睛、臉頰、鼻子、嘴唇、耳朵、脖子等都會受你的思想和心態影響，進而發生相應的變化。

簡單的思想或情緒可能不會讓你的身體產生顯著的變化，但久而久之，你的思想和心態就會影響到你的身體，當你的身體處於更新狀態時尤其如此。如果你覺得面部的美醜和你的心態沒有關係，那麼你可以站在鏡子前面，想一想令你感到不快的事情。比如憎恨某人並想報復對方，同時還在嫉妒另一個人，這時看看你那張冷峻的臉，是否還有美麗可言？然後你再想像自己心中充滿了愛、同情和寬容，你就會看到面部的曲線開始變得柔和，眼睛和嘴唇也閃爍著溫柔的光芒。心態讓你的面部產生如此大的差異，因此這也決定著你能否真正美麗起來。當你繼續想著那些不快時，你的臉部就會有不愉快的表情；但如果對別人心懷善意和仁慈，那麼你的臉部就會不斷展現出美麗動人的表情。倘若你永遠都能有積極美好的心態，那麼你也就能讓美麗的容顏永駐。

要讓自己看起來美麗，首先你的思想和行為得保持一致。渴望美麗卻不落實到思想、語言和行動上，那麼你不但不會變得美麗，反而會暴露出你的虛情假意、心胸狹隘和假仁假義。一旦你下定決心在日常生活中處處展現自己的善良、仁慈，你就會驚喜地發現你的身邊處處都有行善的機會，無論做什麼事情，都能得到別人的欣賞和讚揚。愛會讓人真正變美，愛就是努力去愛別人和被別人愛，因此向每個你遇到的人表達愛和善意非常必要。一旦被仇恨、嫉妒、猜忌占據了內心，你就會破壞自己的美麗，並且破壞健康。所以不要想那些齷齪的東西，要像躲避害蟲一樣避免想到這些東西，不要讓不良的心態擴大，因為惡毒的想法也會傳染。

如果你想擁有最高境界的美麗，那麼你就必須了解到，積極的心態會讓你體內的分子不斷發生運動，使身體不斷更新，目標也就更易達成。雖然你現在距離真正的美麗還有一段距離，但也不用氣餒，不要放棄，而是要投入更多以改變自己的現狀。身體更新的藝術是人類迄今為止所知道的最為高超和精湛的藝術。其實每個人都擁有這種更新自身的力量，只是沒有多少人注意。一旦意識並掌握了這種力量，我們心馳神往的美麗目標就很容易做到。那些懂得祕訣的人，就能為自己創造美麗。

當你看到身邊那些漂亮的人時，你要堅信自己也可以同樣如此，甚至變得比他們更加美麗，因為美麗乃是你與生俱來的權利，你要向大自然爭取。遵循大自然法則，你就可以和大自然和解，享受它賦予你的一切。美麗是大自然無私給予，如果你違背規律，那麼你就會失去美麗，記住這個事實能對你有所幫助。

有人說，如果一個人擁有美麗的心靈，身體醜陋就沒什麼大不了。那麼我告訴你，這樣的理解太過片面，美麗的心靈可以更加襯托出身體的美麗，而心靈必須透過身體才能得到最自然的表現。還有一個重要的事實就是，人們可以透過自己的努力來讓自己變得美麗，無論是心靈還是形體、容顏。愛美之心，人皆有之。我們應該把追求和保持美麗作為我們的目標。大自然可以滿足每個人的正常需求，我們追求美麗正說明美麗也是人類自然的需求。它讓我們的身心變得更加健康，因為身心如果不健康，我們就不可能變得美麗。一個真正美麗的人不會虛榮自負也不會虛情假意，相反，他能帶動身邊所有的人，讓大家和諧共處，成為大家的榜樣，能激勵大家為美好生活奮鬥。這樣的人通常不僅外表美麗，聲音也很悅耳、親切，他溫和，說話特別具有說服力，能讓人信服。這裡，動聽的聲音也是美麗的一種表現，如果一個人說話聲音刺耳，那麼這個人的性格也不會和藹寬容；同樣的，一個人說話矯揉造作，那麼他不會是一個可以讓人信任的人。一個人如果擁有好嗓音，那他就相當於一個優秀的藝術家，能演奏出世上最完美動聽的音樂。誠然，有些人恪守「沉默是金」的信條，但只要他們一說話，他們真正的性格也會有所表現。如果你在日常生活中認認真真地按照我所說的行動，那麼，你就能讓自己真正地、全方位地美麗起來，你必須先承認美麗是要靠自己創造的，然後你要堅定不移地把自己的美麗表現出來，而不只是讓它蟄伏在體內。心態平衡正是美麗之源。

當你學著把自己的想法付諸實踐時，你會注意到緊繃的身體逐步得到了放鬆。好的心態正在著手塑造你的形體，樂觀積極讓你愈顯美麗，而悲觀消極只會令你醜陋不堪。因此，你必須清楚地了解良好心態對身體改造的實質和基礎，同時你也應當更加關心身體的健康。

宣稱自己只欣賞靈魂美的人，你看看他們的慘白面色，以及大而無神的眼睛，即使靈魂再美你也不會說他們美。追求靈魂的美也要符合生命的自然頻率，這樣你的身心才能擁有源源不斷的活力。

日常鍛鍊是培養氣質的重要因素。你鍛鍊身體時的心態也發揮著關鍵的作用。越是心情愉悅地進行鍛鍊，你就越能變得美麗動人，並為身體增添活力。你在鍛鍊身體時偷偷觀察一下自己的表情，而不是像很多人鍛鍊身體那樣，一副緊張痛苦的表情。你不要把鍛鍊身體看成一件嚴肅的事情，而是放鬆下來，開開心心鍛鍊，享受鍛鍊的每分每秒。

如果你在日常生活中遵循了這些指導原則，皺紋是不輕易爬上你臉龐的，你的形體也不會受到損傷。你要記住，你的身體每天都在發生新陳代謝，你要積極促成這種更新。你要明白自己才是身體的主人，下定決心透過努力來實現願望，堅信自己能夠變得美麗。

即使現在你的皮膚和形體已經留下了歲月的痕跡，你依然可以透過塗抹純橄欖油的辦法來按摩自己的面部，恢復組織活力。橄欖油可以滲透到肌膚內裡，分解體內排泄物，正是這些物質讓你的細胞組織硬化部分得到消解，並得以排出。等到你把這些物質排出體外，你就能自然而然地擁有柔嫩光滑的臉蛋。良好心態也會讓美麗提前到來。因此，保持良好的心態，能盡快消除歲月的痕跡，從而突顯出年輕漂亮的樣子。

如果你是按照我所教的大自然的法則來進行自己的改變工作，只要堅持不懈、全力以赴地進行，你的身體就會發生徹底的變化。幾個月以後，你身邊的每位朋友都會對你身上顯著的變化嘖嘖稱奇。記住，美麗的臉龐和形體可以讓你變得愈發迷人而散發無盡魅力，進而為你的生命增添活力。到了這時候，你也毋須仰仗什麼別的工具的幫忙了，因為你已經獲得成功。

第十四課　愛和婚姻讓生命更長久

第十四課　愛和婚姻讓生命更長久

愛情和人的一生緊緊相連，如果我忽視了這個重要課題，那麼我所提倡的養生之道就會有些漏洞。浪漫的愛情不僅重要，而且有它實用的一面，它具有非常實用的價值。我的這些話可能讓你有點摸不著頭腦，因此容我向你們娓娓道來。前面幾課中，我集中講解了如何透過個人努力來延長生命。本課我將會告訴你，夫妻雙方如何共同努力實現長壽。

大家都已經知道思想的力量，也明白意志力和身心和諧的重要作用。例如，當一個人下定決心要達成某個目標後，他就能馬上獲得動力和能量。那麼，假如兩個人能和諧一致地為實現長壽努力的話，雙方的力量會加倍成長，兩人的力量遠遠大於一個人。

一個人可以透過自己的努力取得巨大進步，如果夫妻雙方都能為獲得完美的生活而彼此相愛，熱情地通力合作，那麼他們取得的進步就會更大。團結就是力量，這話一點不假，特別是對於夫妻而言。我這裡並非否定個人努力，個人努力也很重要。我的意思是，把夫妻雙方的力量結合起來，能夠取得意想不到的成效。倘若夫妻雙方能同時就本書中所提到的養生規律和原則達成一致，那麼他們就能更快地取得鑰匙，開啟長壽之門。思想能產生力量，而愛情產生的力量更加巨大。

如果夫妻雙方想從本書中獲益，那他們就應共同研究此書，最好能在思想上和行動上達成一致，共同實踐。夫妻間的相互理解、扶持，能使雙方都能得到完善。當兩顆彼此相愛的心朝著共同目標努力時，就會產生一股巨大的合力，從而達成既定目標。純潔的精神和無私之愛是留住健康和容顏最重要的因素，愛即生命。真愛將改變並塑造一個人，因為愛得越深，就越能為生命增添動力。純潔的精神戀愛之後再加上正確的生活方式，就能讓青春和美麗常駐。愛是生命的基石，沒有伴侶的生活是不完整的。事實上，每個成年人都需要找到自己的「另一半」來讓自己的生命變得飽和，那些渴望長壽的人就更加需要自己的愛人。男人或女人們都應該學會用最純潔高尚的方式來表達愛意。

人的一生充滿跌宕起伏，而愛情則是跌宕中一個依靠，它能影響到我們的健康和幸福。

在正常婚姻生活中，夫妻間這種愛的磁力可以為彼此增添活力，進而促進雙方身體的更新。當雙方達成共識，齊心協力為保持長久青春和活力共同奮鬥，這種磁力就會得到增強，他們的目標就一定能夠達成。現代社會還是有許多人抹不開對性關係的狹隘認知和理解，認為性就只是肉體交融，卻忽視了另一層更為重要的意義。無論男人還是女人，他們體內的分子組成都有自身的特殊性，這些特殊性將影響到雙方身體的代謝和更新。

那些不曾好好利用大自然賦予之力量的男人或女人，會很難理解我說的話。然而，懂得運用自己力量的人卻不會這麼覺得，他們懂得如何從婚姻生活中受益。夫妻雙方間力量的交換，會讓彼此在精神上更加吸引，更加具有魅力，而不只是停留在肉體的接觸。縱使他們因為一些原因遠隔千里，可是彼此間力量交換的過程依舊不會停止。當你理解這種更高層次的力量之後，你就會發現無論是給予別人愛，或者收獲別人給你的愛，都能為雙方帶來力量和快樂。請你一定不要忽視這樣一個重要事實：思想具有神奇的力量，它雖然不借助語言的改造，卻可以讓你的生理發生劇變。當你做一件事時，如果你的心中充滿愛，這種完美心態會讓你的臉龐看上去既美麗而又充滿活力。所以只要不斷表達心中的愛，你的整個人生都會煥然一新，你的力量也會不斷得到增強。既然我們的心態都會在我們的形態和臉龐上表現出來，那麼我們就要追求最高形式的愛——真愛。

不同年代、不同階層的人們都從生理角度探討過男歡女愛的意義。一些人認為只有克制生理慾望，人生才能真正到達至高無上的境界。這種觀點是不符合大自然規律的，因為生命在於運動而非壓抑。試圖壓抑人的本能就是在壓抑生命本身，讓生命變得脆弱。本文中的這些指導方法正是要提醒人們改變從前的錯誤觀念，讓他們能夠重新認識自己所擁有的力量，能夠活力四射。人類要靠本能延續生命，壓抑和摧毀本能無異於自相殘殺，這和人類的文明進步背道而馳。也有一些人錯誤地認為男女性行為只具有傳宗接代的意義，只是為了延續香火，別無他用。另一方面，上百萬人則認為性的本質純粹是為了滿足人們一時的慾望。在我看來，我們應當正確理解性的作用，既不能壓抑，也不能縱容。我們常說人體各個部分都有用途，這話並無半句虛言。人體進行各項活動時，無論是工作還是娛樂，都應該為自己帶來快樂，沒有誰的身體只能從事單一活動，這正是大自然的巧妙之處。大自然讓人體的每個部位都有它的特定用途，所以我們各個功能和器官的活動才能得到發揮，我們才能享受到最大樂趣。而性也是其中一種，讓性為人類帶來精神愉悅，也正是大自然的意圖之一。

你需要記住一個重要事實，性的力量不應狹隘理解，人們的婚姻生活需要它的潤滑和調劑。透過這種力量孕育孩子，產生愛情的結晶，以便讓婚姻生活更加滋潤和美好，這亦是性的目的之一。而第二個目的的實現則超越了肉體結合本身，正如我前面所言，完整的人生仰仗於夫妻的共同努力，而實現它需要夫妻默契配合、和諧相處。一旦夫妻雙方達成一致並付諸行動，一切於他們而言，都只是小菜一碟。

大量資料顯示，那些結婚的人要比單身的人的壽命更長；另一份資料則顯示，即使夫妻雙方不太注意自己的日常行為或保持婚姻和諧，他們的壽命依然較單身的要長。所以，要是夫妻雙方開始注重婚姻生活的融洽，相濡以沫，他們的壽命不就會更長嗎？長壽的基本要素就是要不斷激勵自己生活。在真愛的影響之下，生命會呈現絢爛色彩。有愛就有生命，就能獲得美麗和幸福。你的情緒會直接影響你身體的變化，加速或阻礙血液循環。愛情的力量是強大的，它對長壽有著關鍵作用。事實已經證明，愛是足以讓你的身體被重新塑造的。過去甚至現在人們最容易犯的錯誤，就是把愛情和婚姻看成轉瞬即逝的東西而不加珍惜，因此到了垂垂老矣時，他們才後悔莫及。現在，不管你是年輕還是年長，都要追求幸福的婚姻生活，這樣你的身體狀況才會得到回復。保持年輕向上的心態，別老是做出一副老氣橫秋的模樣；愛你身邊的人，珍惜大自然的力量；理解愛人，透過言語和行動來互相激勵，你們的婚姻就會贏來肯定。而有些人過了適婚年齡，仍然沒有找到心中所愛，便自以為毫無希望地結婚，他們應當改變這種偏見。你可能不對婚姻生活懷抱憧憬，沉溺並「存在」於自己的「單身」生活裡，自甘墮落，那麼從現在起，你就要以純潔、豐富的方式來表達你的愛。我說「存在」是因為如果沒有愛，那就不算真正的生活；沒有愛，一個人將失去創造力，變得消沉，被死神鎖定。不管能活多久，都要讓自己成為一個感情豐富的人，心中裝滿愛，這才是大自然安排你出現在這個世界上的初衷。不管你已單身多久，現在都要開始追求有愛的、幸福的婚姻生活，這樣青春和活力才會回到你身邊。

當我向你解釋這一正確的生活方式後，你就有了一種責任：追求美滿的婚姻生活，生育子女；而後耐心教導自己的孩子，讓他們始終充滿朝氣，而不是迅速成熟，以至於他們提前衰老。不要等到孩子出生後再去培養他保持活潑的能力，從懷孕期就應開始。孩子在出生前，父母對他的影響是至關緊要的。這個時候，父母的生活態度和思想會在很大程度上刺激胎兒發育，父母的思想會塑造孩子的性格。孩子日後會怎樣完全取決於父母。父母應該創造最適合孩子生活的條件，讓孩子健康成長。當你教育孩子時，不要用你那些消極的生活態度來影響他，你看似是在幫助他，可是同時也傷害了他。當你看著他們成長時，你會發現自己的疏忽大意帶給孩子怎樣深遠的負面影響，同樣也能看到由於自己認真細心，孩子變得特別聰明伶俐。在引導孩子正確生活的同時，你自己也能收獲許多。

第十五課　避免突發事件

第十五課　避免突發事件

保持青春、健康和美麗，從本書一開始我就在反覆強調，然而，如果遭遇突發事故，我所提供關於長壽的祕訣就會失效，你也許就活不到一百歲。每年因為突發事故身亡的人不勝枚舉，不管是車禍、疾病還是其他什麼原因，他們早早就結束了生命。然而，這一切原本是可以避免的，這一課，我們就來講講如何避免突發事故。

大自然其實會在我們面對危險時給予我們警告，這是一種保護本能。看看你周圍，很多人連在進行最簡單的活動時都讓自己承擔風險，更不用說那些從事機械、建築、製造的工人們了，他們無時無刻不承受意外傷害的侵襲與威脅。如果你能提前察覺我們身邊的潛在危險，那麼在你身上發生突發事故的機率將會大大降低。可是，究竟透過什麼方法來進行自我保護是最有效的呢？其實，我們每個人的體內都存在一種力量，可以在某種程度上保護自己免受傷害。只要人們能把這種力量完全挖掘出來，就能得到這種力量的庇護。

如果你懷疑這一點，你不妨在一條車輛眾多的馬路上站一小時，看看自己是否聽到了內心警告。沒等你置身車流，一個明智的聲音就會來警告你：任意穿越馬路危險，你必須等車輛行駛緩慢，或者行走斑馬線。雖然你沒辦法用語言來描述內心這種警告，卻每次都能自然而然地聽從命令。也就是說，聽從內心警示已經成為你的固定習慣，和你的生命緊緊相依。有些人說，這是因為理智做出的正確選擇，事實絕非如此。面對緊急關頭，你通常根本無暇顧及思考，更無法馬上權衡利弊，一旦你拒絕服從內心聲音的調遣，你就會處於危險之中。實際上，趨利避害的能力是我們天生具有的，你不能忽視。

這種警覺意識透過你的大腦傳達身體各處，因此我們依然可以看見思想對於身體的掌控力有多麼巨大。人的思想會因為接觸生活的各種狀況四處拓展，進而搜集許多讓我們感到安全的辦法。如果我們能及時注意大腦的指令和警告，即使遇到最大的危險，我們也能安然無恙。可是如果我們莽撞行事，對這些警告置若罔聞，我們的生命就岌岌可危。我們把這些事故稱為突發的，事實上我們應該把這些事件定性為可避免的。

避免突發事故的要訣在於讓你的思想控制身體，培養自己敏銳的心理本能，聽從內心召喚。一旦你的內心告訴自己某次旅行將遭遇危險，你就應當果斷放棄計畫。推行這個原則到你生活的每個角落，你會一直平平安安。我不是讓你對任何事情都產生警惕，或因此變成恐慌症和時時刻刻的小心翼翼，我的目的絕非如此。我的意思是說，應該在任何時候都保持內心平和與適度謹慎，這樣你就能隨時聽到內心警示。記住，恐懼和極端的心態都會對生活和身體造成危害，當你的思想無法控制身體時，你就會遭遇危險。因此要避免極端心理去傷害身體，比如爭吵、仇恨以及不安的情緒等等，這些潛在的心理風險會荼毒身體。在這些極端的心態之中，憤怒和興奮會破壞你的感覺器官，造成危險降臨。如果你把注意力集中在錯誤的思想上，不管這個思想真實與否，都會破壞你的感知力，你的腳步會變得躑躅不定，手開始顫抖，心臟的跳動變得毫無規律，甚至呼吸也受到了阻礙，這時的你就居於可怕的危險之中。此時，遭遇突發事故的可能性就會大幅提升，因為你的感覺已經失去作用。

平和心態會大大提升你生活的安全係數。當你保持內心平和時，大腦就會發揮警戒作用，要堅強果敢，摒棄憤怒包括在內的壓抑、恐懼、嫉妒、煩躁、沮喪和憂鬱等各種惡劣情緒。你有權利成為身體的主人，發揮自己的主觀能動性，就可以確保自己的安全。等你培養起自身的這種力量後，保護自己就可以不費吹灰之力。你的力量來自於本身的沉著冷靜和泰然自若。

你應該記得自己體驗過的危險經歷，當你要執行某項計畫時，你內心發出的警告提醒自己需要變更計畫，一旦你聽從內心警告，你就躲過了一次災難。所有人都能收到內心提醒，因此躲過一劫；而有些人反其道而行，不免留下傷痛的回憶。這種出自大腦的敏銳直覺力需要到你的日常生活去培養和鍛鍊，如果你忽視這種能力的培養，你的安全就得不到保障，生命岌岌可危。那些時常感到緊張、恐懼的人就是因為沒有好好利用這種能力，他們害怕自己進行的每一項活動，讓自己內心承擔過重的壓力，以致混淆了擔憂和內心發出的真正聲音。要聽到你內心的聲音，你就必須保持沉著冷靜，約束自己，就像在波濤洶湧的大海上，你根本無法察覺微波漣漪，但如果是在平靜的湖面上，你很容易就能看出端倪。人的內心也會有這樣的漣漪，只有當你內心平和時，你才能感覺到，並讓自己免受危險襲擊。

避免突發事故還需要注意一點，就是具備對一些基本常識的認知和理解，不要跟隨那些頭腦容易發熱、情緒躁動的人做事。沒有經過專業訓練，絕不要參加任何危險的競技運動，否則你就是拿自己的生命冒險。不要為了一己私利或興趣去碰槍或者屠殺小動物，你要懂得欣賞大自然的美麗而不是破壞大自然。你仍舊需要一個積極健康的心態，對大自然的饋贈充滿感激。只要你向世界傳遞和平和友愛，最終你也會獲得和平與友愛。

第十六課　畢生都要堅持的健康準則

第十六課　畢生都要堅持的健康準則

在前面的課程當中，我已逐一解釋了養生之道的各種辦法。本課裡，我將概括其中的一些基本要素，以便大家形成一個整體印象，方便日後迅速查找。

首先，對我談到的諸多原則和方法，你需要投入一定時間來進行實踐，但這遠遠不夠。要改變你的生活方式、提升生活品質，你需要逐步培養新的習慣，譬如讓自己的生活方式變得更加潔淨和健康，你原先用於吃早餐的時間，現在可以用來進行呼吸和身體鍛鍊。等你適應了新的生活方式並培養新的生活習慣後，你會發現你以往的盲目生活是極其錯誤的，不僅損失你的寶貴時間，也讓你變得愈加蒼老。

記住下面這些要點，你就可以健康長壽：

◆清楚地了解到，身心與大自然的和諧相處是長壽的祕訣之一。

◆活到一百歲，只需你堅持不懈地實踐文中的各種原則和方法。

◆摒棄壞習慣，讓好習慣改變你的生活。

◆良好積極的心態會讓你永保青春美麗。

◆堅信自己的身體是在不斷更新，沒有愈加衰敗。

◆集中精神地全力以赴比漫不經心、漠不關心的做事態度收獲更多。

◆按照第四課所講的，磨練心志、設定人生目標，不要讓自己這艘大船失去舵手，從而迷失生活的航向。

◆選擇呼吸新鮮空氣，會比待在汙濁的房子內要有益得多。

◆培養正確坐姿和行走姿勢，透過不間斷的日常鍛鍊，讓自己肌肉發達。

◆每天至少散步一次，合理安排時間。

◆如果你有便祕，無論是慢性或急性，都應該按照第七課中的治療辦法進行鍛鍊。

◆早上做完身體和呼吸鍛鍊後，馬上洗個冷水澡。每週還應選擇洗一到兩次的溫水澡，時間最好安排在晚上就寢前，還要讓自己身體多晒晒太陽。

◆保持營養均衡，不過量攝取食物，飲食適當，不讓身體過度勞累，選擇易被腸胃消化的食物。少吃肉，多吃蔬菜和水果，不吸菸、喝酒或飲咖啡，注意適量和正確飲茶。

◆每天飲水八到十杯。吃飯不喝水，可以選擇兩餐之間大量喝水。

◆如果覺得自己呈現衰老，建議使用熟橄欖或橄欖油作為食用油，或在睡覺前用橄欖油按摩身體。

◆每天至少吃一份新鮮水果，彌補體內水分流失。

◆食慾不振時不吃東西，十二至三十六小時內不要進食，不要吃藥或者透過服用其他刺激物來引起食慾。

◆掌握放鬆身體的祕訣，隨時調節情緒，避免不必要的緊張狀態。

◆每天至少八小時的睡眠時間，如有需要，可以延長，並確保自己的睡眠品質。

◆自己的穿著，要選擇舒適得體的，不應過緊過鬆，或者顯得累贅。

◆注意個人衛生，讓心靈純潔美好，以便自己能獲得最高層次的自然美。

◆追求幸福的愛情和婚姻，讓自己成為一個樂於奉獻的人，並在婚姻生活演好自己的角色。

◆夫妻雙方應就生活目標達成一致，相濡以沫，彼此扶助，互相激勵。

◆學會保護自己，培養敏銳的直覺力，避免突發事件傷害自己。

◆注意自己體內的新陳代謝過程，相信這個過程是對自己衰敗身體的改造。
◆思想掌控身體。
◆恆久健康的獲得，需要和大自然通力合作。
◆經常閱讀這些課程，溫故而知新。

在本書中，我自始至終都把活到一百歲當作一個非常具有可行性的目標，讓你在不耗費太多心血的情況下實踐它，只要你能堅持不懈，每天抽出一點適當的時間練習，你就可以實現這個簡單的願望，甚至超過一百歲，永遠享受青春帶給你的無尚榮耀和幸福。

官網

國家圖書館出版品預行編目資料

人人都能活到 100 歲：陽光浴、哈欠運動、零施力伸展，自然鍛鍊法帶你輕鬆迎接期頤之年 / [美] 維克多 · 塞格諾（A. Victor Segno）著，胡彧 譯 . -- 第一版 . -- 臺北市 : 崧燁文化事業有限公司 , 2023.03
面； 公分
POD 版
譯 自 : How to live 100 years and retain youth, health and beauty
ISBN 978-626-357-129-7(平裝)
1.CST: 健康法
411.1 112000436

人人都能活到 100 歲：陽光浴、哈欠運動、零施力伸展，自然鍛鍊法帶你輕鬆迎接期頤之年

臉書

作　　者：[美] 維克多 · 塞格諾（A. Victor Segno）
翻　　譯：胡彧
編　　輯：柯馨婷
發 行 人：黃振庭
出 版 者：崧燁文化事業有限公司
發 行 者：崧燁文化事業有限公司
E-mail：sonbookservice@gmail.com
粉 絲 頁：https://www.facebook.com/sonbookss/
網　　址：https://sonbook.net/
地　　址：台北市中正區重慶南路一段六十一號八樓 815 室
Rm. 815, 8F., No.61, Sec. 1, Chongqing S. Rd., Zhongzheng Dist., Taipei City 100, Taiwan
電　　話：(02)2370-3310　　**傳　　真**：(02) 2388-1990
印　　刷：京峯彩色印刷有限公司（京峰數位）
律師顧問：廣華律師事務所 張珮琦律師

定　　價：250 元
發行日期：2023 年 03 月第一版
◎本書以 POD 印製